緩和ケア医
がんと生きる
40の言葉

愛知県JA厚生連 海南病院 医師
大橋洋平

双葉社

緩和ケア医
がんと生きる40の言葉

目次

緩和ケア医
がんと生きる40の言葉

はじめに　10

第一章　もっと気い楽に　15

①「あきらめる」のは武器になる　16
②「なんで?」よりも「そういうもんや」　22
③「ある日突然」は不可抗力　27

④「2人に1人」に意味はなし 32
⑤医者やナースに忖度《そんたく》は損！ 37
⑥苦痛は訴えたもん勝ち 40
⑦いい人なんてやめちゃおう 44
⑧うまくいったら「自分のおかげ」、いかなかったら「ただのくじ引き」 48
⑨大甘OK！　自分おもてなし主義 52
⑩遠慮しないで「ノー」と言っちゃえ 56
⑪どんどん天狗《てんぐ》になりましょう 60
⑫しんどい時は、な～んもしません 64

第二章

もっと自由に

69
⑬暴風上等‼　患者風　70
⑭がんは特権、胸張って　74
⑮ドタキャンしたって、気にしません　78
⑯応援は抗がん剤より「効く」！　82
⑰笑顔で「最後のお願い詐欺《さぎ》」　86
⑱生きてるうちから悲しみのケア　91

⑲ つながることでラクになる 95
⑳ 一日一縁、心動かす 99
㉑ 来るものウェルカム、来ないもの求めず 103
㉒ 息するだけで上々出来 108
㉓ 痛みは絶対のものじゃない 111
㉔ 病んだからこそ逆張りを 116
㉕ 人生の寄り道・道草・回り道、最高！ 120

第三章

もっとしぶとく

127
㉖ 揺らぐ決心、まっとうです 128
㉗「捨てる」のではなく、手放そう 132
㉘ 気にしていいのは「己の目」だけ 136
㉙「○○になったら」で迎え撃つ 139
㉚ 立つ鳥、跡を濁すもの 143
㉛ 体も心もセットでアゲる！ 146

㉜ 足し算で増える命あり 149
㉝ リラックスして「一期二会《いちごふたえ》」 154
㉞ 「いつか」よりも「今」やる 158
㉟ あの人も自分も、みんないい 162
㊱ 小さな目標、大きな満足 166
㊲ 報《むく》われない努力にも意味がある 171
㊳ 納得の数だけ「正解」あり 174
㊴ 私はいま、これでいい 179
㊵ 自由にしぶとく、我は生く 185

おわりに 189

はじめに

2年前に出版した初の著書『緩和ケア医が、がんになって』（双葉社）、昨年刊行の『がんを生きる緩和ケア医が答える命の質問58』（同）を読んで、わたくしを知って下さった皆さん。お久しぶりです。

そして、本書を手に取ってわたくしを知って下さった方。初めまして。

緩和ケア医の大橋洋平《おおはしようへい》と申します。

2000人ものがん患者さんをお見送りするなかで、自《みずか》らも稀少がん・ジスト（消化管間質腫瘍《かんしつしゅよう》）なる病《やまい》を得て早《はや》4回目の夏が過ぎ、まもなく秋。

全国の皆さんからたくさんの励ましや応援を頂戴し、おかげさまでボチボチ生きとります。

日本の、世界の日常を一変させたコロナ禍にあって、どうにか命をつないでこられたこと、本当にありがたいです。

わたくしもこの夏の初め、新型コロナワクチンを接種いたしました。

いやあ……、痛かったぁ………。

いえ、注射が痛かったわけではありません。

接種後、注射を打たれた左腕が痺《しび》れて痛くて、とにかくつらくて。2、3日は上がらんかったんです。3週間後の2回目の接種時も、やはり同じくらい左腕が痛かった。にもかかわらず、体調自体は、悲しいかな悪くなかったんです。

なぜ、体調が悪くないのに、「悲しいかな」なのか？

どうも、わたくしにはワクチン接種の甲斐《かい》なく、抗体ができてへんような気がしてならんのです。

もしかしたら、現在服用している〝2代目〟抗がん剤スーテントの副作用により、白血球が激減していることも影響しているかもしれません。

せっかくワクチン打っても、オレには効かへんかもしれんのや――。

もちろん確証はないんですが、しばらくちょっと落ち込みました。

でも、ある時、ふと我に返ったんです。「待てよ」と。

残念ながら、がんを患《わずら》うと、体の免疫は落ちます。落ちる一方です。それは、仕方がないことです。

でも、考え方ひとつで「心の免疫力」は上げられるんやないか。そう思ったのです。

実は、医学用語には「免疫力」という言葉は存在しません。

たとえば「突破力」「会話力」「老人力」などといったのと同じ、一種の造語なんですね。

でも、医学用語にないからといって、オレのなかにないわけやない。

がんになると、しんどいこと、切ないことも多いです。

けれど、物事の見方、とらえ方を変えるだけで、心身ともに救われることだってあるはず。

免疫力は、皆さんひとりひとりのなかにも、きっとある。

そう確信する次第です。

そこで、3冊目の著書となる本書では、わたくしなりに闘病しながら見えてきた「心の免疫力が上がる」言葉の数々をご紹介しようと思います。

申すまでもなく、これは医学論文でも、ましてや医学書でもありません。わたくし一個人の「想い」から発したものであることを、ご理解いただければ幸いです。いつもながら患者風全開、わがままいっぱいのフレーズばかりを並べてしまいましたが、どうぞ笑ってお許し下さい。

本書が今、まさにがんを闘っている方々やそのご家族、さらには生きるのがつらい方にとって、ささやかでもお役に立てましたならば、これに過ぎる喜びはありません。

第一章

もっと気い楽に

①「あきらめる」のは武器になる

「人生、あきらめたら終わり」

スポ根漫画で、ヒーローアニメで、はたまた予備校のポスターで。表現に多少の違いはあれど、よく聞く言葉ですよね。

でもそれ、本当に、人生は「あきらめたら終わり」なんでしょうか。

私は、全然違うと思うとります。

あきらめてからも、人生は続く。

むしろ、始まることもある。

それどころか、「あきらめる」って武器になるんです。

ジストになってからのこの3年間、たくさんのことをあきらめてきた私自身、声を大にして叫びたいです。

２０１８年6月4日（月曜）、午前3時すぎ。

鉄サビ臭のする真っ黒い大量下血とともに幕を開けた、ジストとの闘い。

胃のほとんどや胆嚢《たんのう》を切除し、30センチを超える手術の傷の痛みに悶《もだ》え苦しんだ日々の後には、さらなる地獄が待っていました。

苦くて酸っぱい消化液が逆流し、一晩中、横になって眠れない。

食べようと焦れば焦るほど体が食べ物を受け付けず、手術前には１００キロあった体重が40キロ近く激減。

きつい副作用と高い薬代に耐えながら、祈るように飲んでいた抗がん剤グリベックが効かず、術後10か月で肝臓転移——。

なんとか非常勤医師としての仕事には復帰できたものの、「今までの自分」でいることのほとんどすべてを、あきらめざるをえませんでした。

大食い自慢だった、かつての自分。

車が大好きで、退職したらヨメさんを助手席に乗せて、日本全国を旅したいと願っていた自分を。

ガラケーを解約し、愛車のスバルＷＲＸ ＳＴＩも手放しました。

だけど、思い切って「今までの自分」をあきらめ、手放したことで、見えてくるものもありました。

それは、「生きること自体を、あきらめなくてもええんや」ということ。

今、できることは何なのか。そのひとつが、新聞への投稿でした。

そのうち1通が2018年の年の瀬、朝日新聞の投稿欄に載ったことで初めての著書出版につながり、やがてそれが皆さんとの得がたい出会いとなって発展していった幸せを、しみじみと噛《か》みしめています。

あきらめたことで、逆に「あきらめなくてもいいこと」がハッキリわかったんです。

そして、「あきらめなくてもいいこと」の先には、予想もしなかった大きな気付きや収獲がありました。


私の場合、著書出版を機に知り合った友人の尽力もあって、極度のデジタル音痴ながらFacebookを開設。昨年よりZoomやYouTubeにも挑戦し、思いもよらぬ嬉しいご縁を頂戴しております。

人間大好きな私にとって、コロナ禍で講演の機会が減り、皆さんとお会いできない時間は、それはそれはつらいものでした。寂しかった。でも、これらＳＮＳのおかげで、どうにか乗り越えられております。

さらに申し添えると……、わたくし、今では個包装のお菓子について、ちょっぴり自慢できるほど詳しくなったんです。

発病するまでは、チマチマした個包装のお菓子など見向きもしませんでした。

しかし、手術で胃を切除し、好きなものを好きな時に、好きなだけ詰め込むことが叶《かな》わなくなった今は、厳冬期も冬眠せず、２〜３時間ごとに何かをちょこっとだけ口にする「エゾリス」になったんです。

エゾリスになって初めて、一口サイズでパッケージングされたチョコレートやクッキーの控えめな美味《おい》しさに気付きました。

〝胃なし人〟にとって、何を食べれば○で、しかもそれが美味しくて、何を食べたら体に負担がかかって×なのか、といったことは死活問題ですから。

わたくしのお勧めは、名糖《めいとう》の「アルファベットチョコレート」。一口よりちょっと小さいほどのサイコロ形で、一面にアルファベットの一文字が書かれています。袋にドッサリ入ったなかから、「今日は洋平の〝Y・O〟でいこぉかな」なんて選ぶのも楽しい。

そして、もうひとつは井村屋《いむらや》の「片手で食べられる小さなようかん」。1袋に7本入っている棒ようかんで、縦5～6センチ×横2センチ×厚さは2、3ミリといったところでしょうか。その名のとおり、片手で気軽に3口ほどでいただけます。

このふたつのお菓子には共通点があります。

ひとつは、わりとしっかり甘いこと。

抗がん剤の副作用で味覚をやられてしまうと、何を飲んでも、何を食べても水の味しかしない時もあります。

でも、こちらのお菓子は、甘さ控えめが好まれる現代にあって、けっこう甘めのせいか、味覚障害を起こしている時でも美味しくいただけます。しかも、どこか懐かしく、ホッとする味なんですよね。

そういえば、名糖は名古屋《なごや》、井村屋は我が地元・三重《みえ》が誇る製菓会社です。

やっぱり、生まれ育ったところの風土や味が、病んだ体には一番しっくりくるのかもしれません。

もちろん、シンプルに「美味しい」と思うこと、そのこと自体も心の免疫力を上げる一助となるはずです。ぜひお試し下さい。

健康で、お金にも困っていなくて、人間関係も順調で——という人には何かを「あきらめる」という選択肢はあまりないかもしれません。それはそれで、素晴らしいことやと思います。

でも、あきらめたからこそ、健康な時、順調な時には思いもよらなかった新しい自分になることだってできるんです。

あきらめる、そして頑張る。

そんなあなたは、すでにして大きな武器を手にしているのです。

今を、そしてこれからを生き抜くための、強くて大きな武器を。

②「なんで?」よりも「そういうもんや」

抗がん剤の副作用による足裏の痛みのため、電車を降りてから待ち合わせの場所まで300メートルほどの移動にも、たっぷり30分かかってしまう今の私ですが、中学・高校時代は陸上部に所属しておりました。

タイムはふるわんかったけど、負けず嫌いやった。

たまに調子がよくて自己ベストを出した時よりも、思うように結果が出なかった時のほうが、「なんでこんなことになったんや?」と原因を突きつめんではいられんかったものです。

ヒトは、「なぜ?」を追究しがちな生き物です。

それも、うまくいった時は意外と、自らを振り返らない。うまくいかなかったことや、まったく望まぬ結果を引き起こしたことほど、「なんでなんや?」と考え込んでしまうんですね。

代表格は何と言っても「病」でしょう。それも、大病。がんはその典型です。

緩和ケア医という職業上、これまでたくさんの患者さんの嘆きに耳を傾けてきました。

「規則正しい生活を心がけてきて、酒もタバコもまったくやっとらんのに、がんにかかるなんて。先生、なんでなん？」

「親も兄弟姉妹も誰もがんになってへんのに、この私がまさかがんになるなんて。どうして？　どうして私が？」


世の中、何事においても、起こったからには原因があります。

何らかの原因があって、結果が生まれる。病もそうだし、がんもしかり。いわんや、私の悪性腫瘍ジストをや。

しかし一方で、こうも言えます。

発病の原因を正確に特定することは、なかなか、いや、かなり難しい、と。

だって、医者のはしくれであるこの私ですら、自分がジストになった原因など、サッパリわからへんのですから。むしろ、教えてほしいぐらいです。

もちろん、ジスト発生のメカニズムは、わかるんです。

少々専門的な話をすると、胃や大腸など消化管の筋肉層には、KIT《キット》というたんぱく質を持つ特殊な細胞があります。通常、誰にでもあるこの細胞が、何らかのきっかけでどんどん増え続けて塊《かたまり》となり、悪さをし始めます。

この塊こそが消化管間質腫瘍、つまり、悪魔なるジストなんですね。

私の場合は胃でした。胃壁《いへき》の筋肉層からボコッと、直径10センチも！

大量下血までまったく気付かへんかったのは、まことに医者の不養生《ふようじょう》を絵に描いたようで恥ずかしいかぎりです。でも、胃壁内側の粘膜《ねんまく》から発生する、いわゆる普通の胃がんと違って自覚症状が出にくいんですよね……って言い訳にもならへんのですが。

悪性腫瘍と一口に言っても、胃がんと胃ジストは、性質から抗がん剤の種類まで様々な違いがあります。

しかし、解明されているのは、ここまで。

悪の塊が、それも10センチにまで膨らんでしまったきっかけとは何だったのか？

何が、どういけなかったのか？

原因は必ずあるはずなのに、現代の医学をもってしても特定できないのです。

さらに申せばこの悪の塊、もともと消化管にできたものなのに、血液などに混じって流され、肝臓《かんぞう》や骨や肺などに漂着《ひょうちゃく》。新たに家を建てるがごとく棲《す》みつき始めます。

初めはひとりで暮らしていたのに、どんどん家族を増やしていこうとする。

私のジストも、胃から肝臓へ引っ越ししました。宿している患者としてはたまったもんやない。こんな子孫繁栄は、ご免こうむりたい。

なんで？　なんでなんや？　なんで、オレなんや――考えれば考えるほど、凹《へこ》むいっぽうです。もうほんと、キリがない。

キリがないから、すべてさだめと考えることにしました。

ジストを患ったのもさだめ、肝臓に転移したのもさだめ。もちろん、うまくいったこと・良いことも、みんなさだめだと。

当初出血が続いていたなかで胃ジストが手術できたこと。しんどい抗がん剤治療を9か月頑張ったにもかかわらず生じた転移が、2代目抗がん剤のスーテントでなんとか抑え込めているのも、己《おのれ》のさだめなんです。

思えば、ステントが日本で使用できるようになったのは、２００8年。ということは、10年以上前に発病していたら転移後の治療は望めず、こうして皆さんともお会いできなかったかもしれません。

「なぜ？」を考えること。それはそれで大事ですし、決して否定しているわけではありません。むしろ、ヒトが成長・進化するために、なくてはならないモノやと思います。

でも、どう頑張っても原因がわからないことを突きつめ続けるのは、ただただ苦しい。時を巻き戻すことは、誰にもできないんです。

苦しくて仕方なくなったら、「なんで？」をやめて、「そういうもんや」と開き直ってみるのも、ひとつの手です。

急流に呑み込まれ、もがくのをやめた途端に体がスッと浮かぶように、力が抜けて楽になることもあるかもしれません。

救助の浮き輪を投げるのは、私たち医療者の役目です。

皆さんの「さだめ」を受け止め、少しでも心身の痛みや苦しみを取り除くべく、できることは何でもいたします。

そう、医療者もまた、「そういうもん」やからです。

③「ある日突然」は不可抗力

昨日までピンピンしていて、派手なケンカを繰り広げていたお連れ合いが、突然の体調不良を訴えて病院へ。いきなりがんのステージⅣを宣告され、ただただ涙に暮れている――。

そんな話を、患者さんのご家族から本当によく伺《うかが》います。

「長いこと一緒におるのに、なんで、あのひとのしんどさに、今まで気付いてあげられへんかったんやろ」

ひたすら自分を責め続けるご家族も珍しくありません。むしろ、がんを宣告された患者さん本人より苦しんでおられることも多い。

ウチも、そうでした。

10万人に1人の稀少がん・ジストと診断された時、案外、本人は腹をくくっておりました。

だって、あれだけの黒い大量下血です。当時、ジストについてそれほど詳細な知識はありませんでしたが、医者として「えらい難物《なんぶつ》に引っかかったな。助からんかもしれん」という覚悟はできておりました。

でも、ヨメさんは違った。

病室で私を見舞う時は笑顔を絶やさずとも、家に帰ればひとり、私のシャツを抱きしめ、顔を埋《うず》めては泣き、日記には不安に押し潰されそうな気持ちを涙ながらに綴《つづ》っていたそうです。

転移が判明した後も、さらにつらい思いをさせてしまった。心身ともにギリギリまで追い詰めてしまった。

息子の広将《ひろまさ》が彼女を慰めてくれたのだけが、唯一の救いでした。

あかさん。あん時は、ごめんな。

心筋梗塞《しんきんこうそく》やくも膜下出血など、心脳疾患系の病ならば、まさに突然来るケースも見受けられます。ただただ衝撃が先に立つことも多々あるでしょう。

対して、がんは、「大切な人の発症に、気付いてあげられる時間があったのではないか」と周囲に思わせてしまいがちです。

毎日、あんなに近くにいながら、どうして異変を見落としてしまったんだろう。

突如断ち切られた日常に、呆然《ぼうぜん》とするのも無理はありません。

でも、どんな病であっても、「ある日突然」って不可抗力なんです。

前項『「なんで?」よりも「そういうもんや」』でお話ししたとおり、病の原因を正確に知るのは不可能です。いわゆる早期の状態で発見された時には、なおさら。自覚症状なんて、ほぼ「ない」に等しいですから。

もし早期発見となるならば、恐らくは別の疾患等が原因で偶然に見つかる〝別件逮捕〟、あるいはがん検診で診断されるのがほとんどです。

いずれにせよ、逮捕は逮捕。見落とされるよりも圧倒的にいい。

コロナ禍で受診控えをする方も多いと聞きますが、これだけは断言できます。

がん検診など医療機関での専門的なチェックは、やっぱり絶対に必要なんです。


がんは、体内のとある細胞が悪性化し、少しずつ、少しずつ増殖して塊や腫瘍となる病気です。したがって、ある日突然、検査で判明するほどのサイズになるとは考えにくい。

しかも、ある程度の大きさにならないと、検査で見つけることはできません。発見精度が最強と目される検査機器・PET－CTをもってしても。PET－CTでは異常なしと診断されたのに、別の検査後、がんが見つかった患者さんもいました。

残念ながら、定期的に検査したり、診察を受けていたからといって、必ずしも早い段階で発見できるとは限りません。

たとえ病が徐々《じょじょ》に進行していたとしても、己が知ることになるのは、どうあっても「ある日突然」なんです。

「ある日突然」起こることと闘うのって、そもそも無理ですよね。

だって、「突然」なんだから。

努力でどうにかなるもんでもないし、まして、防げるもんでもない。

誰のせいでも、ないんです。

どうか、患者さんも、そのご家族の皆さんも、いきなりの病の告知にしんどくなったら、心のなかでそっと唱えてみて下さい。

「〝ある日突然〟は、不可抗力や」って。

私自身、こう考えるようになって、ずいぶん気が楽になりました。

病がなくならずとも、病が進もうとも、体が弱ろうとも、気ぃだけでも楽にできれば、わたくし、がんをしぶとく生きていけます。

④「2人に1人」に意味はなし

保険会社のCMでよく流れるキャッチコピーに、

「2人に1人が、がんになる時代」

ってありませんか？　なんか、怖い言葉ですよね。

これだけ聞いたら、今、がんになっていない人でも、「そんな高確率なんやったら、いつかは自分も……」という不安に襲われることでしょう。

その反面、

「確かに、〝がんになるのは2人に1人〟かもしれへんけど、自分だけは、〝ならないほうの1人〟に入るんちゃうか」

そんな都合のいい考えも、つい、頭をもたげてくるのではないでしょうか。

何を隠そう、この私も、まさにそうでした。

発病前、常勤医から非常勤医になったこともあり、がん保険の解約を本気で検討していたんですから。

ホント、解約しないでよかったです。がん保険がなかったら……と思うとゾッとします。


それはそれとして。

この数字、ちょっとした誤解を招きやすいものでもあるようなんですね。

なんでも、「2人に1人」は、現在の日本における人口の半分が、がんにかかっている——ということではないんだそうです。

確かに、もしも本当に「がんになるのは2人に1人」ならば、老若男女およそ6000万人の日本人が今、まさしくがん患者ということになります。えっらいことや。

恐らく、皆さんの周りにも、ここまでがん患者はいませんよね。

「がんになるのは2人に1人」の本当の意味は、

「生涯で一度でもがんにかかる人の割合が、2人に1人」

ということらしいんです。

なーんて、得意気に説明しているわたくしも、最近知りました。

よかった、そんなにえっらいことやなかったんや、と思った方。安心するにはまだ早い。

先ほど申し上げた、「生涯で一度でもがんにかかる人の割合」。実は、これがクセモノです。

現実は、一度がんになれば、それで一生、がんにかからないということばかりではありません。二度、三度とがんになる可能性もゼロではないんです。

転移や再発は言うまでもなく、まったく別の部位のがんを発症することさえあります。私であれば、ジスト以外の悪性腫瘍に狙い撃ちされることもありえる。2つ以上のがんを患うことなど、決して珍しくない。

実際、緩和ケア病棟でお見送りした患者さんにも、そういった方はおられました。もう、本当に限りなし。たまったもんじゃありません。

結局のところ、「がんになるのは2人に1人」という言葉は、発病前の方々に目を向けたもんやと思います。がん保険に入って、万が一、いやいや2分の1に備えるためのもんや、と。

でも、私たち現役がん患者にとっては、この数字に意味なんかない。

すでに「2人のうち、がんになった1人」に入ってしまっているんです。もうすでにかかってるんやから、がんに。そして、これからも新たながんにつかまるかもしれへんのやから。

なぜ、自分が「がんになったほうの1人」に入ってしまったのか。悔しい。納得いかない。なんで自分が――そう悩み、苦しむことに、意味はないんです。

意味がないことに身を捧げても、苦しくなる一方です。

だから、「がんになるのは2人に1人？　それがどうした」ぐらいにとらえていたほうが、楽に過ごせるのではないでしょうか。

「2人に1人」の真実をお伝えしたところで、ふと思いました。

仮に、日本人の2人に1人が本当にがんだったら、現役がん患者はもっと生きやすくなるんやないか。

やはり、私たちがん患者は、まだまだ少数派です。でも、圧倒的多数を誇る（？）ようになれば、今よりもはるかに偏見や差別を受けにくくなるでしょう。

コロナにばかり目を向けないで、がん患者にとって、もっと生きやすい世の中にしてほしい。

消費税は免除、電車やタクシーは半額、レストラン3割引！

がん患者特権を認めてほしい‼

ジストを患ってから、ずーっと叫び続けていることですが、実現まではまだまだ遠い道のりです。

最近は抗がん剤の副作用もあって、声を出すのもしんどい時がありますが、これからも、ずーっと叫び続けますよ。

お上《かみ》に届くその日まで、めいっぱいしぶとく。

⑤　医者やナースに忖度《そんたく》は損！

「先生や看護師さんたちに、文句なんか言えるはずない」

こう話す友人は、私の周りにけっこういます。

皆さんは、どぉでしょうか。

確かに、文句を言い放った後で仕返しされたら困りますよね。床に落とした薬を交換せずにそのまま使われたり、診察の順番を後回しにされたりなどなど――ウソです。そんなことありません。あるわけありません。全国の医療者の皆さん、ごめんなさい。重ねて申し上げますが、そのような暴挙は、絶対にありえません。患者さんおひとりおひとりの、大切な命をお預かりしているのですから。

とはいえ確かに、患者の身になると、「先生や看護師さんに文句をつけたらまずい。厄介な患者と思われてしまう」と、ついつい忖度しがちになるかもしれません。

ジスト発病時、勤務先でもある愛知県ＪＡ厚生連 海南《かいなん》病院で手術を受けた私も、やっぱり入院中は面と向かってスタッフに文句を言ったことはなかった。なかったはずです（自己申告）。あまりに個性的な風味の栄養剤・エレンタールが口に合わず、どうしても飲めなかった時も、看護師に訴える前に、密かに洗面台に飲んでもらいました。我ながら問題患者……！

当時は、患者たる私が「文句」をつけているつもりはなくても、相手、すなわち医療スタッフにどのように受け取られるかわからず、不安でいっぱいでした。

では、患者が意を決して声を上げるのは、はたして「文句」なのでしょうか。

いやいや、わたくしそうは思いません。それは、患者の苦しみだと。苦しみの訴え、叫びなんだと。あるいは、気がかりだと。

医者やナースは、自らの意思で医療の道を選んでいる人たちです。

私たち医療者は、患者さんの苦痛を和《やわ》らげるためならば何でもします。そのための教育や訓練を、みっちり受けてきている。

もっと言えば、好き好んで医療の世界に入ってきているんです。
②『「なんで？」よりも「そういうもんや」』でもお話ししましたが、医療者は、病

という急流に翻弄《ほんろう》されて苦しんでいる患者さんに浮き輪を投げ、全力で助けるのが仕事。「そういうもん」なんです。

だから、患者さんが「痛い！」「しんどい！」「耐えられん!!」と訴えるのもまた、当然のこと。「そういうもん」なんです。

むしろ、患者さんにいらない忖度をさせ、「文句を言っている」と思わせてしまうのは、医療者の責任です。

患者さんの叫びはクレームではなく、「手がかり」。不平不満は治療のヒントの宝庫です。

ぜひ、私たち医療者に、遠慮しないでどんどん手がかりを下さい。

医者やナースに忖度は損!!　なんです。

ただ、それにはちょっとしたコツもあります。

私たち医療者に手がかりを下さる時、できればこんな言葉を付け加えてもらえるとありがたいです。

「○○さん、忙しいところすまんなぁ。ありがとぉな」

さらに申せば、「先生」や「看護師さん」ではなく、ネームプレートなどに書かれている「〇〇さん」って名前で呼んでもらえると、すごく嬉しいです。

ヒトって名前で呼ばれると、ほかでもない「己のこと」として受け取れますから。

恋愛場面でも同様ですよね。意中の人から「キミ」や「あなた」と声をかけられるよりも、「ねえ、洋平さん」とか呼ばれたほうが、トキメキませんか？

……すみません、余計を申し上げました。

私たち医療者も、皆さんと同じ人間です。

ほんのささやかでもお気遣いを頂戴できると、ずいぶん救われます。

⑥ 苦痛は訴えたもん勝ち

がんを患って3年。

幸い、今のところ日常生活は支障なく送れていますが、体のどこも痛くない日は、実感としてなかなかありません。

抗がん剤の副作用で両足裏の皮がめくれてしまい、家の中でも靴が必要なほど痛む。背中や腰、みぞおちのあたりもシクシク痛くなってくる。ああ、もしかしたら、またどこかに転移したのではないかと心が痛む――。

痛むのは、心身だけではありません。がんになるとフトコロ、つまりお財布も痛みます。

抗がん剤を筆頭に、がん治療はおしなべて高額です。

現在、服用している抗がん剤スーテントは、1錠約7500円。これを基本毎日、1日2錠。本来ならば1日4錠飲まないといけないのですが、私は副作用が強く出るので、その半分です。

それでも、3割負担の保険で実費は約5000円なり。薬の効果があるかぎり、また副作用に己が耐えられるかぎり、基本的に4週間続けて2週間休薬後に再開という繰り返しです。

私の場合、体がとにかくしんどくて、今年の4月からは4週間の治療後、最低3週間の休薬期間を置くようになりました。手足の皮膚がガチガチにひび割れたり、心臓の働きが低下するなどの副作用が強まってきたからです。

通常の服薬量の半分とはいえ、それでも5000円×28日で月に10万円は優に超えてくる。ここで、私の年齢や収入だと高額療養費制度の登場となりますが、これがまたクセモノ。利用者に設定されるひと月の支払い上限額は、現在の収入ではなく、昨年以前の年収より計算されるのです。

たとえば、出来高払いである非常勤の仕事が減れば、収入も減る今のわたくし。もしも今月の手当がゼロになったとしても、医療費の支払いは免除されません。何か手続きを取ればいいのかもしれないけれど、それも面倒くさい。だってがん患者やから、面倒なことってしんどいし……。

また、年収から算定される適用限度額も、ある程度幅があります。つまり年収が1万円増えただけで、毎月の支払いが数万円も増えてしまう状況もありえるのです。

——と、ここまでクドクドと心、体、フトコロの痛みを並べ立てたのは、「苦痛は訴えたもん勝ちや」とわたくし、信じているからです。

そもそも、苦痛を和らげる専門職である医療者が、どうやって患者の苦痛を知るのか？　言うまでもなく、患者の側から訴えられて、初めて知るのです。

それに苦痛って、訴えること自体が痛みを逸《そ》らせ、遠ざけることもあるんです。誰かに弱音を吐いているうちに、あれほどアカンかったのが、ほんの少し和らいだ経験ってありませんか？

野球で言えば、患者の皆さん、あるいはそのご家族はピッチャー。あなたがボールを投げて、初めて試合が始まります。

従って、皆さんはとにもかくにも、苦痛をそのまま、時には大げさに、じゃんじゃん訴え、投げて下さい。大暴投も全然構いませんよ。あとは、キャッチャーやバッターたる医療者に任せればいいんです。なんとかしてくれますから。

さらに場合によっては、ボールを投げるのは医療者にだけでなく、家族や友人にでもOKだと私は考えます。周りを、すべての人を巻き込んじゃえ！

有言実行のわたくしです。

先ほど心と体、そして特にフトコロの痛みを重点的に皆さんに訴えてみました。

まさに、苦痛は訴えたもん勝ち。わたくしの治療代のためにも、本書をぜひご購読のほど、よろしくお願い申し上げます。

そもそも、心も体もフトコロもまったく痛まない人なんて、この世にそうそうおらんのとちゃうかな？　わたくしと半分似ている、大谷翔平選手のようなスタープレーヤーであっても。

生きるって、きっと、常にどっかしら「痛い」もんやと思います。

元気な時には、なかなか気付きにくいんですが。

⑦ いい人なんてやめちゃおう

「いい人にならなくてもいいと思って、私も生きていきます。大橋先生みたいに」

まだ40代の女性がん患者さんでした。

この言葉を私に伝えてくれたおよそ1か月後に、その方はご主人とお子さんを残して旅立ちました。

2019年の秋のことです。

私より元気いっぱいの方でした。


「いい人にならなくてもいい」「大橋先生みたいに」

……まあ、ええです。そのとおりですから。

確かにわたくし、「いい人」ではありません。わがままやし、自己チューやし。ヨメさんや息子なんか、年中〝被害〟にあってるようなもん。彼女の言葉を聞いたら、ふたりとも深ーくうなずくことでしょう。

同じ病を得たことで知り合った彼女は、かけがえのない戦友でした。

わたくしのなかで、彼女は今も生き続けています。これからも、ずっと。


ところで。

「いい人」って、いったいどんな人のことなんでしょうか？

いい。すなわち、「よい」。

漢字で書くと「良い」「善い」「好い」なんかが当てはまりますね。あ、「佳作」などの表記で使う「佳い」もありました。

言葉から想起されるイメージだと、善良で、好ましくて、なんだか「正しい」においがしませんか。

となると、「いい人」じゃないわたくし大橋洋平は、不良で、感じ悪くて、なんだか「正しくない」イメージ……？　いやいや、そこまでワルではないと信じてますが（笑）。

そりゃあ、ヒトは誰しも相手に「よく」思われたい生き物です。わたくしだってそのひとりです。

よく思われるためには、それなりの努力が求められます。不良のレッテルを貼られないために、悪へと堕ちないために、嫌われないために。

でも、その努力ができるのは、心身ともに健康な時だけです。現役がん患者は、なかなかそうはいきません。

がんという病自体の大変さ、抗がん剤や放射線治療の副作用、さらには手術の後遺症。ありとあらゆる困難に痛めつけられているのですから。

これ以上の努力なんて無理やと、他ならぬわたくしが思います。

いろいろ、ほんと、やってられへんのです。


現役がん患者の皆さん。

こんな時だからこそ、「いい人」を演じるのなんか、もうやめちゃいましょう。

がんであっても、心地よく生きるために。

つまんない規則をささやかに破ったってよし（意外とスリルがあって楽しいですよ……オレだけかな?）。無駄遣いしたってよし。欲しくもない高枝《たかえだ》切りバサミを、うっかりネットショッピングで「ポチ」したってOK。毎週末のお馬さんへの〝投資〟に一喜一憂、いや一憂百憂するもよし。

己にとって心地いいことだけをやればいい。傍若無人《ぼうじゃくぶじん》に、わがままに振る舞えばええんですよ。

もちろん、「いい人」を演じるほうが心地いい人は、無理することはありません。そのまんまで。

そうじゃない方。いい人をやめるなら「今！」です。

さらに、笑顔でごまかせる人間関係があれば、鬼に金棒《かなぼう》です。

⑧ うまくいったら「自分のおかげ」、いかなかったら「ただのくじ引き」

わたくしの仕事、すなわち緩和ケア病棟の入院を検討される患者さんへの相談外来の仕事は、今年の1月より激減しました。

詳細は㉑に譲りますが、コロナ禍の影響で緩和ケア病棟がコロナ病棟となり、「緩和ケア入院」という形に規模が縮小されたからです。

人間が好きで医者になった私です。こういう時、非常勤の身は厳しい。月々、高額医療費の限度額が適用されるとはいえ、抗がん剤などの治療代を思うと、経済的にもきついです。覚悟はしていたけれど、正直、凹《へこ》みました。

でも、凹んでいても、気持ちが晴れるわけでも、コロナ禍が過ぎ去ってくれるわけでもありません。あり余る時間を、なるべくお金がかからない（あわよくば賞品・賞金がゲットできる！）各種投稿に振り向けることにしました。

３００〜５００字ほどの新聞投稿は言うに及ばず、川柳《せんりゅう》・俳句・標語・ポエム、さらには短編小説まで。インターネット、ハガキ、ファックスなどありとあらゆる手立てを駆使《くし》して、１００近くの作品を送りつけ続けたんです。

振り返れば２０１８年末、朝日新聞「声」欄で、緩和ケア医でありながら稀少がんを患った体験を綴った投書が採用されたわたくしです。その投書が、初の著書『緩和ケア医が、がんになって』出版につながったことは申し上げたとおり。

だから、ちょっとだけ期待してたんです。

全部は無理でも、５本、あるいは６本ぐらいは入選するんちゃうか、って。

でも結果は、投稿すれど投稿すれど、ボツ。

ボツ、ボツ、ボツ、ボツ。

これを世の中では、「箸《はし》にも棒にもかからへん」って言うんでしょうね。

当初は、こんなふうに思ってました。「オレの筆力も、まだまだなんやろか」って。

でも、それもなんだか悔しい。

落選は続き、「選者の眼力が大したことないんちゃうか」、そんなふうに思い込もうともしました。

もちろん、わかってるんです。そんなん、負け惜しみやって。

そこで、どっちもしっくりこない私は、こう考えることにしました。

「入選したら、オレのおかげ。しなかったら、ただのくじ引き」と。

うまくいったら、己の力。当然、選ばれるべくして選ばれた結果。

落選した時は、「たまたま」その時だけ厳正なる審査ではなく、抽選で決まったに過ぎないのだと。

そんなわけないやろ？　というツッコミは、この際スルーさせてもらいます。

少なくとも私はこれで、がぜんやる気を取り戻しました。

そしてついに1本だけ、栄《は》えある入賞を果たせたのです！

とある自治体図書館のエッセイコンクールで、大賞……ではなく、優秀賞に。賞状だけでしたが、本当に嬉しかった。あんまり嬉しくて、ヨメさんと入選作品が展示されている期間にそちらを訪ねてしまいました。

コロナ禍にもかかわらず、快く迎えて下さったスタッフの方々の温かさを、今も忘れられません。


思えば子供のころから、当たりくじには縁のない人生でした。

何度チョコボールを買っても、金のエンゼルはただの一度も私に微笑《ほほえ》まず、おもちゃのカンヅメもどんな素敵なものなのか知らないまま大人に。毎週末のお馬投資も、儲《もう》けるどころか常に全額寄付のありさまです。

そのくせ、10万人に1人のジストには「当たって」しまった。

どういうことなんや⁉

腹が立って仕方ありません。

だから私は、こうとらえるようにしたんです。

がんにかかったのは、単なるくじ引き。

治療がうまくいったら、オレのおかげ。

そう考えても許される気がしています。

実は今もひとつ、応募したところです。

来年2022年の、とあるカレンダー。「それぞれの月の名前にキャッチコピーをつけましょう」っていう懸賞です。

わたくし、張り切って12か月ぶんすべて挑戦しました。ひとつぐらい当たるんやないかと。もちろん、くじ引きじゃなければ。結果がとっても楽しみ。

願わくばこのカレンダーを、来年すべて自分の手でめくれますように。

⑨　大甘OK！　自分おもてなし主義

「他人《ひと》に優しく、自分に厳しく」

素晴らしい言葉です。座右《ざゆう》の銘《めい》としている方も多いことでしょう。相手を思いやり、自らは襟《えり》を正す。こんなふうに実行できるなんて、まさに聖人クラス。

少なくとも、わたくしにはできませぬ。とてもとても無理です。やっぱり自分には優しくしたい。

何があろうとも、世界78億人のなかで、自分ひとりぐらいは己に優しく、甘~くしてやりたい。そのほうが、心も体も調子が上向くはず。

だって、優しくされてグレる人っていないでしょう？　心や体も同じやないでしょうか。

だから、自責の念なんてもってのほか。何でも自分のせいにすると、心はもちろんのこと、体までもが悲鳴を上げてしまいます。

せっかく生まれてきたんやもの、ほかならぬ自分を「おもてなし」しないでどうするんや――ぐらいでちょうどええのではないでしょうか。

まずは、自分の心と体が、どうやったら一番喜ぶのかを考えてみる。

治療も一種の「おもてなし」やと思います。

仮に副作用や不快感などを伴《ともな》う治療や手術であっても、その先に「少しでも楽に、体調がよくなっている自分」を想像できて希望が持てるのであれば、それは「自分へのおもてなし」。

逆に、「この治療法が最先端だから」などと、どれほど医師や周囲に勧められても効果が実感できず、誰のために、何のために頑張っているのかまったくわからない、ただひたすら苦しいだけの状況に耐え忍んでいるのであれば……、それは、「自分へのおもてなし」とは言えないような気がします。


そんな時は、たとえば主治医に率直に気持ちを打ち明けてみる。

場合によっては、主治医を替えてもらったってエエんです。

私も患者さんの希望で交替となったことがあります。若かったのでショックはショックでしたけど、やっぱり患者さんにとっては、信頼できる医師に診《み》てもらうのがベストですから。今では仕方のないことやったと思っています。

また、セカンドオピニオンを取ってみるというのも、立派な「自分へのおもてなし」ではないでしょうか。

「そんなんしたら、主治医の先生に悪い」

そう躊躇《ちゅうちょ》する患者さんもよく見受けられますが、まったく悪くなんてないです。セカンドオピニオンは、すでにちゃんと確立されている制度。胸を張って堂々と受けましょう。

大事なのは「自律」、つまり患者さん自身が自分で決められるということ。

自分で決めて、自分が最も嬉しいことに、時間とお金と手間を割いてみる。

この「自律」が損なわれないかぎり、人は最後まで機嫌よく生きていけるんです。

現役がん患者のわたくしも、大いに「自律」を実行しています。

先週末も、普段ならひとくち百円のお馬投資を、福澤諭吉《ふくざわゆきち》さんひとりで勝負しました。

レースの結果は、言わずもがな。

「うわぁ、それだけあったら、回るお寿司《すし》食べに行けたなぁ」

最近しばしば、日曜の夕方にヨメさんが叫ぶ言葉であります。でも、そんなんお構いなしです。

勝とうが負けようが、成功しようが失敗しようが、

「オレ、よぉ頑張ったなぁ」

「こんなんやろうとするなんて、この世にオレひとりやでぇ。スゴイなぁ」

上機嫌で、自分を徹底的にホメまくります。

自己満足、万々歳《ばんばんざい》。

わたくし、「自分おもてなし主義」の絶対君主です。

⑩ 遠慮しないで「ノー」と言っちゃえ

ジストを患ったことで、幸いにして著書を3冊、世に送り出すことが叶いました。

皆さんからの励ましのお手紙やメッセージは、わたくしの宝物。今を生きる大きな力となっています。

同時に、少々困ったモノも頂戴するようになりました。

勤め先の病院や出版社宛てに届く、「がんが消える」と謳《うた》うサプリメント、健康食品、ブレスレット。民間療法のお誘いや祈禱《きとう》、占いの数々……。

先日も、とある方から、温かいご紹介をいただきました。

その方にとってみれば、わたくしのがんを少しでも治したい、少しでも体調が上向いてほしい、その一心で勧めて下さった療法であろうことは、痛いほど承知しております。ありがたいことです。

確かに、わたくしのジストは肝臓に転移しています。抗がん剤の副作用にも苦しめられている。見るに見かねて助けの手を差し伸べてくれたのでしょう。

しかしながらわたくしとしては、現在の標準治療を優先させてほしい。

一進一退とはいえ、効果ありと実感しているからです。

だから、率直にその旨《むね》をお伝えし、お断りいたしました。

めいっぱいの感謝とともに。

頼られたり、お誘いを受けたりすること自体は嬉しいけれど、「これはちょっと無理かも」「今はやりたくない」といった場合、なかなか断りにくいものですよね。決して無下《むげ》にできない大事な相手だったりする時は、特に。

断る理由を告げるのも気が引けるし、面倒やし……と迷っているうちに、ズルズルと時間だけがたち、「ノー」の返事をしそびれて、つい承知してしまう。

わたくしも実のところ発病前、どちらかと言えば、ハッキリきっちり断れないほうでした。自己チューを売りに半世紀以上生きてきた者としては、はなはだ意外に思われるかもしれませんが、事実です。

振り返れば、それは相手を気遣って「ノー」と言えなかったわけではなく、断る理由を明確に示すことができなかったからやと思います。

ひょっとしたら、どっかで相手にエエ顔したかったのかもしれませんね。

しかし、仮に相手に「エエ顔」できたとしても、心身にはてきめんによろしくない。ストレスが背中に覆いかぶさってきます。できない、やりたくないことなんですから。心にも体にも重い負担となり、鬱《うつ》にもなりかねません。

まして、病や治療の苦痛を抱えるがん患者ならば、なおさら避けなければならない事態です。

そう、ここでも「自分おもてなし主義」発動です。

相手が納得するかどうかは二の次で、やりたくないこと・気の進まないことは、思い切って「ノー」と言っちゃいましょう。

なにも、相手の存在そのものに「ノー」を突きつけるわけではありません。

相手がこちらに声をかけてくれた、そのお気持ちには最大限に感謝しつつ、申し出に対しては「ノー」と告げればいいんです。自分なりに筋の通った理由も添えて。

相手が納得するかどうかはこの際おいといて、なぜできないのかをちゃんと自分の言葉で話しましょう。

なにしろ、こっちはがん患者。この立場は強いですよ～！　今、まさに苦しんでいる私たち患者に申し出を断られたからといって、いつまでも根に持つような相手は、そうそうおらへんのではないでしょうか。

仮にそんな人がおったとしたら、今後の付き合いそのものを見直したほうがいい。むしろ先方は、返事を引き延ばされずにきっちり断られたことで、あきらめがつくはずです。

それでもしつこく食い下がってくる相手には、

「ええい、この紋所《もんどころ》が目に入らぬか!!」

と、ヘルプマークをバーンと見せつけてやりましょう。

赤地に白十字と白ハートが目印のヘルプマークは、がん患者のみならず、外見からは障害や病気がわかりにくい人が援助を必要としていることを示すピクトグラム。役場などで申請すると支給されるストラップは、ちょうどサイズも印籠《いんろう》ほど。水戸黄門《みとこうもん》もビックリです。

体は病んでも、心までは決して病ませない。

「エエ顔」すればいいのは自分にだけやないかと、わたくし思います。

⑪ どんどん天狗《てんぐ》になりましょう

先日、ワンボックスカーの助手席に乗せてもらう機会がありました。

いっやぁ……、気分エエもんですね。

なにがエエって、眺《なが》めが。眺めが最高！

普段、ヨメさんが運転してくれる自家用セダンとは段違いの景色のよさに、感激しちゃいました。シートの位置が高いから、車窓の風景が遠くまでよぉ見える。しかも、見下ろし感もハンパない。

表彰台の真ん中、すなわち一番高いところから見える景色って、こんなんかもしれませんね。めちゃくちゃ心地よかったぁ。

そして、気分が上がったら、態度までデカくなった気がしました。

わたくし、しみじみ思ったんです。

「一番高いところ」に立った人間は、間違いなく謙虚《けんきょ》になんてならへんし、なれへん。政治家の誰かさんではないけれど、〝(高い）地位は人をつくる〟ってちゃうなって。

さらに言うなら、「一番になりたい」という欲求は、生き物に組み込まれた本能ではないかと。

たとえば、サルもボスの座をめぐって仲間内で大抗争を繰り広げたりしますよね。人間もまたしかり。「誰かの上に立ちたい」というのは、抗《あらが》えない欲望なのではないでしょうか。

だって、高いところって、あんなに気持ちエエんやから。

せっかく生まれてきたのに、この気持ちよさを存分に味わわないという手はありません。

特に、健康な人よりも残された時間が限られていることが多い、私たちがん患者にとっては。

ちょっとでも「すごいやん、自分！」なことがあったら、大いに天狗になって結構。どんどん自分をおだてて、高いところに上ってしまいましょう。

な〜に、何でもエエんです。

私やったら、「オレは三重県一の、いや宇宙一のわがまま男や。オレよりわがままなヤツは、この世にはおらん」と胸張ってみせますね。

以前、ある政治家が「2位じゃダメなんでしょうか？」って言ってましたけど、2位じゃダメなんです。みんな結局、目指すのは1位であり、金メダル。最初から銅メダルを目指して日々、練習に励むアスリートはいないでしょう？

わがままのオリンピックがあったら、ブッチ切りの金メダル。あの、2位以下では味わえない甘美《かんび》な空気を、吸えるうちに吸っておきたい。十分満喫《まんきつ》したいんです。

周りがどう見ようが、知ったことやない。そんなん気にしだしたら、天狗になれません。

私が満足できれば、それでエエんです。

少なくともジストになったことで、私の命は確実に短くなっているのだから。

とはいえ、「憎まれっ子、世にナントカ」で、案外長くこの世に憚《はばか》る可能性もなきにしもあらず。

抗がん剤や治療法は日進月歩ですし、そうなればいいな、と強く願っています。

でも、「宇宙一のわがまま男」の看板は、絶対に下ろしません。

周囲が打ち叩くのをあきらめるぐらいの「出すぎた杭《くい》」になって、しぶとく生き続けるつもりです。

⑫ しんどい時は、な〜んもしません

「今日は忙しかったなあ」

「ああ、大変な一日やった」

などと、寝る前にその日の出来事を振り返ることってありませんか?

すべて予定どおりに運んだことも、思うようにできなかったことも——いずれにしても、よぉ頑張った証《あかし》ですよね。

あなたの余りある労を、とにもかくにもねぎらいたいわたくしです。そして賞賛したい。充実した一日を送られた、あなたを。

ただし、こんなふうにねぎらえるのは、やっぱり自分に余力が、まだ余裕が残っている時に限ります。残念ながら、それもまた事実。

治療を生きる現役がん患者には、なかなか余力など残っておりません。治療に、生活に全精力を捧げているからです。

まさに、命のすべてを懸けている。私もそのひとりです。

私の敵は、手術の後遺症から抗がん剤の副作用、強烈な暑さに寒さ、社会の無理解や偏見まで多岐にわたります。

胃切除の後遺症で消化液が逆流しやすく、一時期よりはだいぶマシになったとはいえ、今でも上半身を30〜45度起こしていないと眠りにつけません。横になって就寝することなど、夢のまた夢です。

ぐっすり眠れぬままに暮らし、強い副作用のある抗がん剤で粘膜もやられる。口角《こうかく》が切れやすく、舌はただれ、温水洗浄便座を使うと肛門が沁《し》みる。②や⑥でも少し触れましたが、足首から上は丈夫なのに、足裏の皮がめくれあがって、歩けなくなる。このままでは全身の筋力低下も案じられます。最近では白血球の減少に加えて、自覚はないながらも心臓機能の低下も確認されました。

でも、外見は普通の50代男性と大きく変わらないかもしれません。服を着ていれば、胃を切除した時の腹部の30センチの手術痕などわかりませんから。

たとえば、混み合う駅の構内などで、足裏の痛みに耐えつつ必死で歩くわたくしに、

「邪魔だ、グズグズするんじゃねえ！」と暴言がぶつけられるようなことがあっても、決して不思議ではないでしょう。

また、胃を取った影響で一度に多くは食べられないため、2〜3時間ごとに何かをちょこっとだけ口にする必要があるのですが、特に夏場は思わぬ落とし穴が。ズボンのポケットにしのばせた個包装のチョコレートが、猛暑でドロドロに溶けてしまったりすると、泣きたくなります。冬場は冬場で、病で40キロ減った体には寒風が強烈に沁みます。シャツやセーターなどを5枚重ねた上にダウンを羽織《はお》っても、まだ寒い。

春夏秋冬、いつでもしんどいです。

でも、もっとしんどいのは、己のがんがどうなっていくのか、先が見えないことです。

きっと、抗がん剤の効果は出ているのでしょう。

がんそのものは克服できてはいませんが、肝臓に転移したジストはどんどん大きくなったりはしていないし、数が増えてもいないからです。

だけど。

この原稿を書いている今は一進一退だけれども、これが世に出たころはどうなっていることやら……。

今、まさにがんを生きるのに心血を注いでいる私のような者にとっては、「生きる」以外何にもやる気が出ないなんて、当たり前なんです。

だから、しんどい時には、

「な～んもしません」

で、ＯＫです。

さらに、あんまりしんどくない時でも、

「な～んもしません」

を、ぜひぜひ意識してやってみませんか。

本当に「やらなきゃダメ」なことなんて、案外世の中には多くありません。

自分のために、な～んもしない。

充実した一日を過ごせなくたって上等です。

だってあなたは、一日、ちゃんと生きていたじゃないですか！

これはなにも、がん患者に限りません。何かひとつでも苦しみを抱えている方にも当てはまります。

この厳しい時代にしんどい思いを抱えながら生きている、生きようとしているだけでもすごいことです。

まして、がんを生きるのに命を懸けている患者の皆さんは、生きていることそのものが、すでにとてつもない大事業。実はメチャクチャ大きなことを成し遂げておられるんですよ。

あなたも、私も、な～んもせんでも、ハナマルなんです。

第二章

もっと自由に

⑬ 暴風上等‼ 患者風

しんどい治療にくじけそうな時、力強く、またスケール大きく人生を肯定《こうてい》する谷村《たにむら》新司《しんじ》さんの名曲『昴《すばる》』は、心の支えでした。「まだまだ、やったるで!」と己を奮《ふる》い立たせることができたんです。

9か月の厳しい抗がん剤治療もむなしく、肝臓転移が判明した2019年4月8日。私はこの日を、「足し算命《いのち》」1日目と定めました。

「余命」ではなく、「足し算命」。今日から生きられた日を数えて生きていく。そう決めたのです。

そして、昨秋。

無事に2冊目の著書『がんを生きる緩和ケア医が答える命の質問58』を出版し、足し算命もなんとか520日を越えた時、わたくしは、人生初めての「あること」に挑戦しました。

なんと、恐れ多くも『昴』の替え歌、『足し算命５２０』を講演会で披露してしまったのです。

がん治療が始まり、愛車スバルを手放して気楽に「我は生く」現在の心境を、傍若無人に熱唱。最初こそオドオドしていましたが、スポットライトの魔力でしょうか、いつしか振りつきで歌い上げ、まさに「三重のジャイアン、初リサイタル」状態を満喫しました。

聴衆の皆さまには、はなはだお耳汚しだったことでしょう。

敬愛してやまない谷村新司さん。勝手に歌ってしまい、どうかお許し下さい。

わたくし、今、まさに「患者風」の吹かせ時なのです。

患者風は、患者だけが許される特権なのです。

残念ながら、私が患うジストは、今のところ完治が見込めません。

治療ができるだけありがたいけれど、それとていつまでも……というわけにはいかないでしょう。

私は、弱い人間です。

健康な人がこれから先の人生でできること、見られる景色とは、縁がないかもしれない。

だったら。

いや、だからこそ。

生あるかぎり己の好きに、自由に気ままに生きていたい。

家族に「また、わがまま言って……」と呆れられても、「患者なんやから迷惑かけて当然や」と遠慮なんか絶対しません。椅子《いす》から立ち上がりたくなければ、食卓から1メートル先の冷蔵庫の醤油《しょうゆ》まで取ってこさせます。否《いな》やはありません。

今や患者風は家庭内を越えて、講演や研修などにも勢力を拡大しています。

与えられた発表時間を過ぎても、まだやっている。主催者が締めの挨拶《あいさつ》をした直後に、「あのぉ」と手を挙げて質問する。対面でもオンラインでも、平気でやっちゃいます。後に控えておられる次なる発表者や参加者、関係者の方々は、さぞやお困りでしょう。

でも、もしかしたら、これが最後の出会い、最後の機会になるかもしれない。そう思うと、どうしても悔いを残したくないのです。

ところで、先ほどの『足し算命520』。

講演会に先立つこと数日前、我が専属看護師兼秘書であるヨメさんに歌わせてあげて、一足早く動画をアップしたところ、またたく間に友人知人に拡散。イロイロな反響を巻き起こしました。

なかでも傑作だったのは、朝日新聞の高橋美佐子《たかはしみさこ》記者。私の投稿に目を留め、真心のこもった記事にして下さった大恩人です。

お許しを得て、そのコメントの一部をここに抜粋いたします。

『患者風も、いよいよ暴風域ですね。驚きを超えて、どう反応して良いのかわかりませんが、これ、メチャクチャ面白いです（笑）』

周囲に疎《うと》んじられることも覚悟の患者風を、こんなふうに大らかに笑い飛ばしてくれるなんて。

つくづくわたくし、恵まれているなあと思います。

友人にも、家族にも。

⑭ がんは特権、胸張って

がん患者だからといって、特別視されるのはゴメンだ。

発病前の健康だったころの自分と同じように扱ってほしい。

そう願う方たちも、少なからずおられることでしょう。

実際、がんを克服して、発病前と変わらぬ生活を送られている方もたくさんおられます。

あの苦しかった治療の日々を、一刻も早く忘れ去りたい。

そんな気持ちになるのも、無理のないことやと思います。

誰でも、「なりたい自分」になる権利がある。それこそ、「自律」の最たるものでしょう。がんになろうがなるまいが、個人の想いは徹底的に尊重されるべきです。

今は、痛みをコントロールできて、かつ、きちんと医師の指導に従って服用すれば中毒性もない医療用麻薬もあります。

語感的に「麻薬」という響きを耳にすると、「なんだか危ないクスリのような気がする……」と怯《ひる》んでしまいがち。でも、上手に活用すれば、たとえステージが進んでいても、フルタイムでの職場復帰が叶えられることだって珍しくはありません。

医療用麻薬は緩和ケアの領域でもあります。どうぞ、私たち医療者を、どんどん「使って」下さい。


さて、わたくし自身の話に戻します。

一がん患者として申し上げるのならば、どんどん同情してほしい。特別扱いしてほしい。もっともっと、気遣ってほしい。

だって、がん患者なんやから。

もちろん、特別視されたくない方のことをまったく否定はしませんが、わたくし、強く強く思うんです。がん患者は、気遣われて当然やって。

先述したとおり、医療の世界は日進月歩。ここ最近は生存率も伸び、かつてのように「がん=不治の病」というイメージだけで語れないのは事実です。

でも、やっぱり、健康な人よりも、生きられる時間は短いことが多い。

なのに、各種税金はきっちり取られる。その恩恵を受けられる「未来」は、もしかしたら来ないかもしれへんのに。

すっごく理不尽やないですか。

初の著書『緩和ケア医が、がんになって』出版以来、がん患者の消費税免除、住民税1割引、電車やバスの運賃半額、レストラン飲食代3割引などなど内閣総理大臣さまに訴え続けておりますが、実現の兆《きざ》しは今のところゼロ。

悔しいです。


大事なことなので、何度でも言います。言わせてもらいます。

がん患者が払った税金のモトを取るためにも、「がん特権」は絶対必要です。なにしろ私たちは、高額な治療費に耐えつつ、必死でお国に納めている。胸を張って「がん特権」を受けられるはずなんです。

予算の関係で各種サービスの割引が難しいなら、たとえば「がん患者優先車両」の導入とか、いかがでしょうか？

一部の鉄道会社には、すでに女性専用車両が設置されていますね。あれのがん患者版です。

通院が朝のラッシュ時にぶつかってしまうと、本当にしんどいんですよね。座れないし、なんだかんだで密状態ですから、コロナ禍の今は特に、免疫系統をやられている私たちがん患者にとっては冷や汗もの。

でも、優先車両を導入してもらえれば、座れる率も高いですし、密とも無縁。心身ともに助かります。さらに、隣り合わせた患者同士で情報交換だってできるかもしれない。いいことずくめです。

内閣総理大臣さま、そしてすべての国会議員の皆みなさま。

いつかご自分ががんを患った時に、「あの時、〝がん特権〟を認めておいてよかったなあ」と思えるようなナイスな政策を、ぜひお願いします。

病は、人と時と場所なんて、一切忖度しないんですから。

⑮　ドタキャンしたって、気にしません

ジスト発病から1年ぐらいのころは、研修や講演会をお引き受けするのに迷いがありました。

３か月とか半年先のお話については、特に。

お声がけいただくのは、飛び上がるほど嬉しいのです。

人間大好き、しゃべるのはもっと大好きな私。またとないご縁を頂戴できるのは本当にありがたいし、生き甲斐そのものです。

だけど、悲しいかな、この病。

今日、明日にでもどうにかなるという状態ではないけれど、３か月、半年先となると、さて、どうなっているものやら……。

転移が発覚してからはなおさら、慎重にならざるをえませんでした。

安請け合いして、当日、お伺いできなかったらどうしよう。

その日まで、生きてられるんやろか。

もしも当日ドタキャンなんてことになったら、準備に尽力して下さった皆さんに、ご迷惑をかけてしまう――と。


でも、ある時、吹っ切れたんです。

「周囲に迷惑をかける（かもしれない）存在であること」も全部引っくるめて、今のオレなんやって。

どんなに頑張ったって、体重100キロ超で大食いだった健康体の自分には戻れません。お約束した講演がどれほどしたくとも、突然の体調悪化やいきなりの〝お迎え〟で叶わないことだって十分ありえるんです。

己が「迷惑込み」の存在であることは、いい・悪いでなく、「今は、そういうもん」なんです。自分の意思ではどうにもならへんことなんです。

そのことに気付いた私は、どんなイベントのお誘いも基本、ふたつ返事でお受けするようになりました。

「体調によっては直前キャンセルするかもしれませんが、それでよろしければ、ぜひ。

生きとったら、喜んでお伺いします」と申し添えて。

幸いなことに、今のところはドタキャンに至ったことはありませんが、もしも具合が悪かったりしたら、わたくし、いつでも「ごめんなさい、今日は無理です」と主催者の方にお伝えするつもりです。

実は「迷惑」って、もともとは仏教用語なんだそうですね。

今でこそ、「他人の行為を不快に思ったり、煩《わずら》わしい気持ちになること」ぐらいの意味で使われていますが、本来は、「迷」い、「惑」うこと。つまり、相手も自分も「どうしていいのかわからないこと」を指していたんだそうです。

どうすれば、相手にとっても自分にとってもベストなのか。

なかなか難しいですよね。とりわけ、「相手にとってのベスト」は。

だったら、まずは自分にとってのベストを追求してみるのも悪くないかもしれません。

私にとってはそれが、「イベントのご依頼は喜んでお受けする。ただし、ドタキャンの可能性込みで」ということでした。

さらに申せば世間には、いわゆる「迷惑」をモノともせず、喜んでお世話を引き受けて下さる風変わりな、いえ素晴らしい方もおられます。

ドタキャンを宇宙のような広い心で受け入れてくれるばかりか、治療の愚痴《ぐち》、弱音の数々に、親身になって耳を傾けてくれる。まさに生き仏です。

そんな生き仏さまは、あろうことか「迷惑」をかけられることを「お役目」と認識してくれたりします。そもそもそういう方は、誰かのお世話が苦になりません。むしろ好きだし、役割を与えられると燃えるんです。

そう、がん患者も、そんな生き仏さまに謹《つつし》んでお役目を捧げることで、十分に社会貢献できるんですよ！

だから、どんどんお世話を「させて」あげましょう。生きる意味をどんどん差し上げましょう。きっと「仏の顔も三度までや」なんてケチくさいことはおっしゃらないでしょうから。

——という話を我が友にしたら、「それ、お前のこじつけやないか」と失笑されました。

そうかなあ……。

そのぐらい気楽に考えていたほうが、みんな生きやすいと思うんやけど。

病であってもなくても、100%、誰にも迷惑かけずに生きていける人なんて、どこにもおらんのではないでしょうか。

⑯ 応援は抗がん剤より「効く」！

週末のお馬投資のことばかり触れているわたくしですが、スポーツだって観戦します。なかでも野球はけっこうお気に入り。

もちろん、やるほうではなく、観るほう専門ですが。

今は特にひいきにしているチームはないけれど、テレビでプロ野球中継が流れていると、ついつい目で追ってしまいます。プロフェッショナルな一投一打や素晴らしいプレーの数々は、観ているだけでわくわくさせられますよね。

ただし、発病前は、ひとつだけ不満がありました。

試合終了後、お立ち台っていうんでしょうか？　あそこで行われるヒーローインタビュー。あれだけが、どうにもいただけなくて。

その日の試合で大いに気を吐いた選手がふたりほど呼ばれ、実況アナウンサーが質問攻めにする。

「まさに投打のヒーローとなった○○選手、今のお気持ちは？」

とか、

「8回裏の、あの劇的なホームラン！　打った時の手応えはいかがでしたか？」

とか。

そんなやりとりは、別に構いません。ああ、そうなんやと思うだけ。

問題は、インタビューのラスト。

選手の皆さんは、必ず声高らかにこう叫びませんか？

「明日も応援、よろしくお願いしま～す！」

って。

当時、巨体を誇っていた私は、このお決まりのセリフを聞くたびに憮然《ぶぜん》としたものです。

「なんで、相手に応援を求めるん？」と。

まずは、自分が頑張ることからしか始まらんやろ？　それで必要十分やないか。

なのに、なんでわざわざ、ファンという名の見ず知らずの相手、すなわちアカの他人に何かを求めんのや？

そんなん、いらんやろ？　どんな役に立つんや？？

本気でそう思っていたんですね。


でも、ジストになって、この考えは一変しました。

応援してもらうと、実際とっても心地いいんです。

そして、本当に力がもらえるんです。

さらに私の場合は、生きる意欲まで湧いてくる。

たとえば、

「何でも言って。できることはやるから」

こんなふうに声をかけていただいたりすると、嬉しくて心身が軽くなる気がします。もしかしたら、抗がん剤よりもはるかに効いているのではないかと思うほどに。

こうしたお声がけはもちろん、著書お買い上げも大歓迎です。コロナ禍で仕事が激減している非常勤医の私にとって、寒風吹きすさぶフトコロを温めてくれるのはもちろんのこと、皆さんに「届いた」実感が持てますから。お顔も、お名前も存じ上げない皆さんからの応援を、肌で感じることができますから。

病を得てからの私は、毎日、たったひとりでお立ち台に上がり続けているようなものかもしれません。

ヒーローインタビューのような晴れがましさとは無縁ですが、やっぱり今日も心のなかで叫んでしまいます。

わたくし大橋洋平、
しんどいがん治療に耐えてヨレヨレやけど、

毎日精いっぱい、生きることを頑張っとりま〜す！

明日も応援、よろしくお願いしま〜す!!

⑰ 笑顔で「最後のお願い詐欺《さぎ》」

10万人に1人の稀少がん・ジストを患い、ほかでもない「己の死」と向き合わざるをえなかった、２０１９年の春。

得がたい縁《えにし》が次々につながって、思いもよらぬ初の著書出版へと動き出した時、まさしく奇跡やと思いました。

しかし、同じころに肝臓への転移も発覚。

当初は年末の刊行予定だったのですが、それでは間に合わないかもしれない。がんで死ぬのは仕方ないけれど、せめてどうしても、初めての本を手に取ってから死にたい。

そこで急遽、4か月も刊行を繰り上げたのです。

出版までのハードスケジュールのなか、無我夢中で闘病体験を綴りました。病の悔しさ、しんどさ、そこから得た気付き、救い——己のすべてをぶつけました。

同年8月、無事に見本を手に取った時の感激は、今でも忘れることはできません。

ああ、間に合ったんや。

そうして世に送り出せたのが、『緩和ケア医が、がんになって』です。

当初は、ヨメさんと息子に1冊ずつ残せればいいと思っていました。

でも、やっぱり人間、欲が出ます。

亡くなられてもなお、ご本が大ベストセラーになる樹木希林《ききき りん》さんには、知名度も名声も遠く及ばないにしても、樹木さんと私は同じがん仲間（と勝手に思ってます）。バカ売れとまではいかずとも、ひとりでも多くの方に、1冊でも多く手に取ってもらいたい。

そして、なんとしてでも読んでもらいたい。

オレなりにできる方法で、挑戦してみよう。小さいことからコツコツと。

名付けて、「最後のお願い作戦」はこうして発動しました。


「作戦」と言っても、メチャクチャ地道です。

住所やファックス番号、Eメールのアドレスを知っている友人知人に、片っ端から「お礼」のお便りを送ったのです。

いきなり「今度本を出しまして……」みたいなあからさまな宣伝をするのは気が引けたこともあったんですが、それ以上に、まずはみんなに、これまで生きてきたなかで、友として関わってくれたお礼を言いたかった。

「今までいろいろお世話になって、ありがとう」と。

そして、おもむろに著書の紹介に入ります。

かくかくしかじかこんな本で、ぜひとも1冊手に取ってもらえましたら、とっても嬉しいです、と。そして、

「最後のお願いやから……さようなら」

この言葉でシメました。

効果はてきめんでした。

「こんなお願いなら、いっくらでも聞いてやるよ」

あるいは、

「〝最後のお願い〟なんて言わずに、いつでもお願いしてエエよ」

こんな温かい声が、たくさんの仲間から連日、続々と届いたではありませんか！

嬉しかった。涙がこぼれました。ボロボロ泣きました。生きててよかった……!!

もちろん、何の反応もなかった人もいます。

だって、私が一方的に友だと思っている人にまで送り付けましたから。

なかには連絡をもらって、戸惑った人もいたことでしょう。

「大橋洋平？　だれぇ？」と首を傾げた人も珍しくなかったかも。

まあ、ええです。

スルーされた人数よりも、この「最後のお願い作戦」で久しぶりにつながった友人のほうが多かった。

どんなささやかなことでも、やってみるもんやなと思います。

これに味をしめて、昨年、著書第2弾『がんを生きる緩和ケア医が答える命の質問58』を出版した時も、「続・最後のお願い作戦」を敢行いたしました。

「実は今年も、我が著を出すことになりました。もしよかったら一家に1冊、なんて言わずにおひとり1冊……最後のお願いやから」

二匹目のドジョウはなかなか難しいかもと覚悟していたのですが、これが案外、まだイケました。やっぱり我が友は物好き、いや情《なさ》け深《ぶか》い人間ばかりです。

「お前、最後のお願い詐欺やないか」

そう苦笑いしながらも、2冊目の本を購入し、読んでくれる友人に、ただただ感謝の気持ちでいっぱいです。

この本が世に出るころも、きっと私は「新・最後のお願い作戦」をせっせと繰り広げていることでしょう。

「今度こそ、今度こそ最後のお願いやから!」と。


がんと闘う皆さん。

今こそ、この「最後のお願い詐欺」は効き目バツグンです。

あなたも私も、ある意味無敵。

しぶとくこの詐欺、働いてみましょう。

大丈夫！　この期《ご》に及んで、もはや誰も訴えません。

⑱　生きてるうちから悲しみのケア

ここ20年近く、緩和ケア医として、がん患者とそのご家族に関わってきました。

今でこそ非正規雇用の身であるわたくしですが、１９８８年に内科医として医師生活をスタートさせてからを含めれば、最期《さいご》の場に立ち会わせていただいた方々は、優に２０００人を超えていることでしょう。

緩和ケアの領域は、患者さんの肉体的、精神的な苦痛を様々なアプローチで取り除くだけではありません。残されたご遺族の悲しみ、すなわちグリーフにも向き合います。

患者さんが旅立たれた後、そのご家族が病院を訪ねて下さることも、よくありました。

そして、多くの方が、このように打ち明けられるんです。

「もっと、あんなこと、こんなことしてあげればよかった」

「なぜもっと、優しくしてあげられんかったんやろ」

そうつぶやいて静かに涙するご遺族の姿を、これまでたくさん目にしてきました。

その一方で、

「もう十分、やれるだけのことはしてあげられました。あの人がいなくなって寂しいけれど、満足しています」

そう晴れやかな面持《おももち》ちで語るご遺族もおられます。

嘆き、悲しみはゼロではないけれど、いくぶん和らいではいる。

大切な方が亡くなった後も、残されたご家族の人生は続いていきます。

後者のほうがより望ましい形であることは、言うまでもないでしょう。

だからこそ！

私はヨメさんと息子に、あえて世話をかけさせています。

ダイニングテーブルから、はたまたゴロリと横になっているリビング横の和室から、今日も容赦《ようしゃ》なく指令を飛ばします。

「ちょっとあかさん、オレの箸ないわ。こっち持ってきて、早《はよ》う」

「なあ、広将。ポスト見てきてくれや。懸賞の採用通知が届いとるかもしれんから」

もともと、ただでさえわがままで自己チューだったのに、がんになってさらなるパワーアップを遂げた形です。

たまに息子が、「そんなん自分でやれや」と思いながら、やっとるんやぞ。そこからなら歩いて行けるやん」などと抗議しようものなら、思いっきり大演説をぶってやります。

「ええか、ふたりともよっく聞いとけよ。オレは、お前たちがオレ亡き後も、悔いなく悲嘆なく生きてってもらいたいから、〝あえて〟世話させてやってるんや。生きてるうちから、お前たちの悲しみのケアをしてやっとるんやないか。ただのわがままとちゃう。オレの深い深い思いやりや。わかったか」

でも、ヨメさんは、即座にこう言い返してきました。

「悔いなどあろうはずがない！　この3年、十分やってきた。満足しとるよ（笑）」

生きているうちから、悲しみのケア。

我が家ではとっくに成功している模様です。

生きているうちにしか、できないこともある。
亡くなってからでは、遅いんです。
皆さんも、残された家族が後悔と悲しみに沈まないように、どんどん「今」、して
ほしいことをやってもらおうではありませんか。

私がこの世からいなくなっても、ヨメさんと息子には、笑顔でいてほしいです。

⑲　つながることでラクになる

たとえば、ケガをしたところに包帯を巻いたり。

熱を出した時に、おでこを冷やしたり。

いわゆる医療行為全般を、「手当て」と呼びますよね。

もちろん、ただ手を当てただけで病が完治するなんてことは、民間療法やおまじないはともかく、標準治療ではありえません。

でも、医学の領域を超えた「手当て」のパワーって、やっぱりあるんです。

事実、私も内科医時代から何度も目の当たりにしてきました。

「は、腹が痛い!!」

ベッドの上で脂汗《あぶらあせ》を浮かべる患者さんのお腹に、ナースが手を当てたところ、痛みが少しずつ治まってきた――なんてこともよくありましたね。

あの時の患者さんのホッとした表情は忘れられません。

また、緩和ケア医として関わったがん患者さんにも、「手当て」のパワーを実感することがたびたびありました。

がん患者は終末期になると、「せん妄《もう》」と呼ばれる意識障害に見舞われるケースが増えます。急に興奮したり、つじつまの合わない言葉を口にしたり、自力でトイレに行くのもやっとなのに、歩き回ろうとしたり……。

こんな混乱状態にも「手当て」は力を発揮します。

せん妄に襲われて叫び出す患者さんの手を、病室に駆けつけた医療者が握る。肩に触れる。背中をさする。いつしか患者さんの表情も和らぎ、徐々に落ち着きを取り戻すのです。私も医者として身をもって経験しています。

心と体の痛みを、相手と直《じか》に触れ合い、つながることで緩和させる。

まさに、「手当て」は緩和ケアの本質そのものやと思います。

もちろん、「手当て」は万能薬ではありません。

痛みやせん妄が強い時は、場合によっては薬剤師や精神科医とも連動・協力して、きちんとした薬物療法を施《ほどこ》すのは鉄則です。緩和ケアがチーム体制を組んで動くのは、理にかなっているんですね。

「手当て」、つまり人とのつながりと、医療的な支援。このふたつは、がんを生きる私たち患者にとって、欠かすことのできない両輪ではないでしょうか。


人は、ひとりでは生きていけません。

最も安心できるのは、誰かと、何かとつながっている時やと思います。

外出自粛や自宅待機を強いられ、これまで当たり前だった「会って話す」「相手のぬくもりを肌で感じ、触れ合う」ことが根こそぎ奪われたコロナ禍で、私たちは思い知らされました。

血の通ったつながりを失うことの、大きな代償と苦しみを。

たとえコロナ禍が収まっても、これまでと同じようなつながり方はできないかもしれません。

でも、つながることで、人は楽になる。

生きていると寂しかったり、しんどかったり、いろいろあるけれど、心のどこかにあったかい「手当て」を感じることで、どうにかやっていけたりするんです。

ほら、今もこうやって、この本を手に取って下さった皆さんとわたくし、つながれましたね。

嬉しいです。

嬉しくなると、うっとうしい抗がん剤の副作用もケロッと忘れてしまいます。

皆さんのおかげです。

ありがとうございます。


もしもコロナ禍が3年早かったら、もっときつかったと思います。

ジストを宣告され、手術の後遺症に苦しみ、スプーン1杯のご飯も食べられず、ヨメさんに当たり散らしていた、あのころ。終活でガラケーも手放し、デジタルツールでなんとか使えていたのは、病院のパソコンのEメールだけ。誰かとオンラインでつながるなんて、今生《こんじょう》では絶対無理やと思ってましたから。深い孤独と心身の痛みに沈んでいた可能性が高いです。

それが今や、日本全国の友と、Ｚｏｏｍでおしゃべりできるようになりました。

ただただ苦しいだけの3年やなかった。
世の中も、私も、進んでいたんです。
よかったら、Ｆａｃｅｂｏｏｋも覗《のぞ》いてみて下さい。
あなたも、私も、きっと、もっと楽になれるはずです。
お友達申請、わくわくしながらお待ちしております。

⑳ 一日一縁、心動かす

最近、ある大学の授業で、私の好きな映画『男はつらいよ』を取り上げたところ、学生さんから「なんでこの寅《とら》って人はマトモに働いてないんですか？ 意味わかんないんですけど」と真顔で質問が来たそうです。

そうか……今の若い人は、寅さんのことが理解できんのか……。

もはや令和も3年目。

昭和38年生まれのわたくし、思えば遠いところまできたもんです。

映画もテレビも、昭和と令和の時代では、だいぶ違っていますよね。CMもしかり。

たとえば昭和のころ、毎日のようにオンエアされていた某財団法人の「一日一善」を叫ぶCM。

「戸締まり用心」は言うに及ばず、「お父さんお母さんを大切に」「大掃除は月イチ」、果ては草花への思いやりから貯金のススメまで説いた啓蒙《けいもう》CMは、今も記憶の奥底にこびりついて離れません。

だから、というわけではないのですが、「一日一善」という言葉が、どこか窮屈《きゅうくつ》で好きになれへんのですよね。

いえ、「一日一善」自体は、道徳的に非常に〝正しい〟と思うんです。

お父さん、お母さんは大切にせなアカンでしょう。貯金の大事さなど、毎日のように痛感させられております。

でも、善きこと＝正しいことをしなきゃいけないって考えるだけで、なんだか疲れませんか？

がんを患って、体も思うこといかへんような時は、特に。

そこで、私はこう考えることにしました。

「一日一善」ではなく、「一日一縁」でいこう、と。

道徳的な善悪や結果の良し悪し、好き嫌いにこだわらずに、一日ひとつ、何かに心が動いたら、「よし」とする。心を動かすような縁《えにし》を頂戴できれば万々歳やって。

そう考えれば、失恋だって立派なご縁です。

フラれるのはつらいけれど、このつらさがあったからこそ、新しいお相手に目を向けられる。

ほら、寅さんだって、毎回意中のお相手にフラれるけれど、ずーっとひとりぼっちじゃない。ちゃんと次なる美しいマドンナに巡り逢えるじゃないですか。

失恋のご縁があったから、得恋《とくれん》のご縁にも巡り逢えるんです。それも、もしかしたら、とびっきりの！

「一日一縁」を心がけるようになって以来、望ましくない事態も、比較的落ち着いて受け入れられるようになりました。

前述しましたが、最近、抗がん剤の副作用により、心臓機能の低下が見られます。さらに高じれば、どこかで抗がん剤をやめなくてはならない日も来るでしょう。まだ自覚症状こそ出ていないものの、主治医に検査結果を告げられた時には、ちょっと落ち込みました。

ただし、この歓迎しかねる新たな副作用も、ひとつのご縁です。

生きていれば、何かが起こるのは当たり前。

今、間違いなく生きているからこそ、起こることなんです。

これが、わたくしの生なんです。

ああ、一日一縁、上出来や——そう噛みしめました。

「生きてる？　そら結構だ」

寅さんの名セリフです。

生きるってしんどいけれど、しんどいなりに、面白い。

あなたも私も、「そら結構」なんです。

㉑ 来るものウェルカム、来ないもの求めず

非常勤医師として、緩和ケア病棟への入院を検討される患者さんのための面談外来を受け持っていたわたくしに、ついに来るべき時が来ました。

２０２１年1月12日、火曜日。

成人の日の翌日、３連休明けに出勤した午前中のことです。

かつての部下であり、今は上司となった緩和ケア医と話し合う機会があり、苦渋《くじゅう》の表情で告げられました。

「今後は、患者さんとの面談がある日のみの出勤でお願いします」と。

緩和ケア病棟がコロナ病棟になり、新たに「緩和ケア入院」という縮小形態にならざるをえなかったからです。

当時は、内科病棟などの個室を緩和ケアの患者さん用に振り替える緊急措置《そち》を迫られておりました。病院創立以来の非常事態を迎えていたのです。

当然、面談外来に来られる患者さんも減るでしょう。

病院側の決断は、ひとつも間違っていません。

どんなに私に対して伝えにくかったことでしょう。悔しかったことでしょう。

かつて共に病棟で働いた彼の苦しい胸の内は、仲間として痛いほど理解できます。

覚悟はしていたとはいえ、やはり、つらかった。


緩和ケア病棟は全国的にもまだまだ少なく、病床が空くまでお待ちいただくこともよくあります。そのため、あらかじめ、いくつかの緩和ケア病棟を下見し、早めに予約を入れる患者さんもおられます。賢明なご判断やと思います。

これまでは、自分自身の受診が入っている金曜以外の平日、つまり月〜木曜日の午前中は、緩和ケア病棟への入院を考えておられる患者さんやご家族の不安、想いを聴き、実際にどんなことが行われているのか、具体的にお示ししたりしておりました。

確かにジストを患って以来、1年365日、土日も夜間も病棟を駆け回る常勤の緩和ケア医ふたりと同じように、バリバリ働くことはできなくなりました。朝、自宅から病院玄関口までヨメさんに車で送ってもらい、エントランスから重い足を引きずって、やっとの思いで面談室に辿《たど》り着くことも珍しくありませんでした。

だけど、信じていたんです。

こんなヨレヨレな私の姿に、勇気づけられる患者さんもどこかにおるんやないかって。これこそが今、がんを生きる私の生きる意味やと。たとえ1日1件しか相談がなくとも、主治医として担当する患者さんがひとりもおらんでも。常勤の緩和ケア医ふたりとは違う、オレだけの役割があるんやと。

しかし、その信念は、コロナ禍の前にもろくも崩れ去りました。

大橋洋平は、もう役に立たへん。

オレは周囲から、こんなふうにジャッジされてしまったんや。

一時はここまで思いつめました。鬱《うつ》の一歩手前やったかもしれません。

だけど、そこは自己チューのわたくしです。

周囲からどう思われようが、オレはオレ。

こんなん、３年前のいきなりの発病に比べたら、大したことないわ。そう考え直したんです。

胃の腫瘍から出血が続くなかで手術を待ちわびた日々。手術は成功したけれども、病理検査でとてつもなく悪性度が高いジストやと知らされた時。強烈な副作用がある抗がん剤を頑張って飲み続けていたにもかかわらず、肝臓転移が判明した、あの日。

そのたびに容赦なく死を突きつけられ、腹をくくってきました。

オレはいったい、何回腹をくくったんや？

「あん時に比べれば、全然どぉってことないやんか」

口に出してみたら、本当に「どぉってことない」ような気がしてきたんです。

強がりだろうが何だろうが、一向にかまわない。

もはや自分のところに「来ない」ものの後ろ姿を眺めていたって、しんどいばかり。

だったら、せめて「来る」ものはすべて大歓迎しよう。

そう決めました。

ＳＮＳで苦境を報告すると、心配した友人知人からたくさんの救いの手が差し伸べられました。

オンラインでの研修や講演、電話相談などの仕事を紹介して下さった方もいます。

どれほど心強く、励まされたことか。

ああ、大橋洋平はまだ、この世におってもエエんや。

この世に生きる意味は、まだまだあるんや。

そう思わせてくれました。

何度お礼を申し上げても足りないぐらいです。

来るものウェルカム、来ないもの求めず。

もしかしたら、「来る」ものこそが、今の自分にとって真に必要なものなのかもしれません。

今回の病院側の決定を打ち明けた私に、ヨメさんはニッコリ笑って言いました。

「これでもっと、一緒におれるね」

㉒ 息するだけで上々出来

突然ですが、ヒトの体の細胞って何個あるのかご存じですか？

答えは60兆個——というのは、一昔前の話。

実はこの数字、けっこう曖昧《あいまい》なものだったらしく、今では37兆個説が有力なんだそうです。

なんでいきなり半分近くに減っちゃったの？　という疑問もごもっとも。

私もあんまり詳しくないんですが、なんでも、細胞の平均的な体積からアプローチするか、あるいは、その種類などから考えるかで数の違いが出てくるみたいです。

もっとも、人体の細胞を顕微鏡《けんびきょう》で覗きながらひい、ふう、みいと数えていくのは現実的ではないですよね。だって、少なく見積もっても37兆個ですよ？　まともにやったらウン十万年かかるでしょう。

これだけ医学が進んでも、ヒトの体って、まだまだわからないことだらけなんです。

でも、これだけはハッキリしています。

私たちは生あるかぎり、息を吸って、吐き続けます。

息を吸おうとしなくても、吐こうとしなくても、誰に教わったわけでもなく、生まれてから死ぬ瞬間まで呼吸し続ける。

「今日はダルいし、会社行きたくないわぁ」「体調悪いから、あの予定、ドタキャンしてもええかな」と思っても、体は1秒たりとも呼吸を休みません。それこそ、呼吸をドタキャンされたらえらいこっちゃ。

転移の不安に涙で枕を濡らす夜も、たまーに馬券が当たって大喜びする週末の昼下がりも、呼吸は変わらず、生を刻んでくれる。

ジストになってから、朝、目が覚めるとよく思うんです。

ああ、今日も生きとれた。

息するだけで上々出来、それで十分やないかって。

何十兆個もある細胞のうち、ごくごく一部がグレてがん細胞になったのは悔しいです。
まだ、のびのびと息は吸えていますが、終末期にはそれもわかりません。
そんな時こそ、緩和ケアが頼りです。
終末期の息苦しさを取り除く様々な方法があります。
自力呼吸が困難になっても、最後まで、楽に生きるのをあきらめる必要はないんです。

どうか、私たち医療者を頼りにして下さい。
私も、最後は彼らにすべてを委《ゆだ》ねるつもりです。
全幅の信頼を寄せて。

㉓ 痛みは絶対のものじゃない

皆さん、今、どこか痛いところはないですか？

私のように、抗がん剤の副作用で口角が切れて、ヒリつく方もおられることでしょう。あれは地味にイヤですよね。

また、冬場になると手術の古傷が痛む方もおられるかもしれません。

まさかこの本を読んで、アタマが痛くなられた方は、おられませんよね？　あんまり私が患者風吹かせてわがまま好き勝手、言いたい放題なものやから、だんだん頭痛がしてきた……とか。おられないことを心から祈ります。

さて、この痛みについて。

国際疼痛《とうつう》学会では、以下のように定義されています。

「組織損傷が実際に起こった時、あるいは起こりそうな時に付随《ふずい》する不快な感覚および情動の体験、あるいはそれに似た不快な感覚および情動の体験」

組織損傷？　情動の体験？？　なんのこっちゃ？？？　この日本語を一発で理解できる方は、なかなかいないのではないでしょうか。

痛みの専門家でもない、緩和ケア医のはしくれであるわたくしの説明でご容赦いただければ、要するに、

「痛みとは、実際に体の一部が傷ついた時、その傷自体を示すモノではなく、そこで生じる感覚や体験を指す」

ってことになります。当たり前って言えば当たり前なんやけど、カギは「感覚」ですね。

つまり、人それぞれ。

血圧や体温などのように、医療機器で測定するのは不可能。「この骨折は〝50イタタ〟ですね」なんて数値で表すことは絶対無理です。

測定可能と思われている血圧や体温にしたって、個人の感覚までは数字で測れません。平熱なのに熱っぽかったり、頭がボーッとしたりといったことは、日常茶飯事ですよね。

さらに申せば、痛みって不思議なものなんです。

たとえば、スポーツかなにかで張り切りすぎて、うっかり足首を捻挫《ねんざ》したとします。

痛み止めは服用しているけれど、なんだかずーっとシクシク疼《うず》く。不快です。

そんな矢先、さらなるアクシデントが！

足を引きずりながら外出中、突然の腹痛に見舞われてしまったのです。

「ま、まずいぞ……」

幸い、視線はこの先の公衆トイレをキャッチ。先ほどまで支配されていた足の痛みなどすっかり忘れて猛然とトイレに駆け込み、無事に用を足すことができました。

あ〜よかった、セーフ。と、ホッとしたのも束《つか》の間《ま》、

「あれ？　いてててて」

先ほどまでスッカラカンと忘れていた捻挫の痛みが、ぶり返してきたではありませんか。

これと同じような体験をされた方も多いのではないかと思います。

先ほどの例で言えば、捻挫の痛み自体がなくなったわけではなく、新たに、しかもさらに強烈に生じた腹痛のおかげで、捻挫に対する痛みの「感覚」が一時的に消えたんですよね。

感覚とは、すなわち意識そのもの。

意識がどこか他へと逸れれば、元の痛みは和らぐものなんです。

ちょっとホッとしませんか？


緩和ケア病棟で大切な人の最期を看取ったご遺族が、しばらくして、病棟へ挨拶に来て下さった時に、よくお聞きする言葉があります。

「もう、仕事に戻っています。家にこもってばかりいたら、あの人のことばかり考えてしまってどうかなりそうやけど、仕事をしている時だけは忘れていられますから」

人間、努力して忘れることは至難の業《わざ》です。

忘れようとする段階で、もう「忘れる」ことを意識してしまうからです。忘れようにも、忘れられないのはそのためです。

このご遺族は、天国に旅立った最愛の人を無理に忘れようとせず、意識を仕事へと向けることで、自らの悲しみ、嘆きを和らげておられました。

これは、苦痛や悲嘆への立派な対処法です。

もっと身近な例で言えば、失恋から立ち直るのだって同じです。

皆さん。間違っても、恋に破れた人に、「あんな薄情なヤツのことなんて、早く忘れちゃいなさい」って言ってはダメですよ。きっとますます忘れられなくなりますから。

失恋の特効薬は、新たな出会い。これに尽きます。

私はどうだったか、ですか？

まあそれは……エエやないですか（笑）。

㉔ 病んだからこそ逆張りを

「また、馬の話か……」と呆《あき》れられたら恐縮ですが、しぶとく生きるのを標榜《ひょうぼう》するわたくしです。また馬の話をさせて下さい。なにしろ好きなんで。

競馬は、右回りも左回りもあります。

「そんなん、右回ったって左回ったって同じやろ？　それがどうした？」と思われた皆さん。実は、大違いなんです。

なかには、いるんです。右回りのタイムは平凡極まりないのに、左回りのレースでは、なぜか強い馬が。

右回りでは大した見せ場もなく、電光掲示板に着順が表示されることも滅多《めった》にない（あ、表示されるのは5着までです）のに、左回りではまったくの「別馬」に。序盤から好位置につけ、最後のコーナーを鮮やかに回るや、直線で一気にトップを抜き去ってゴ〜ル!!

……すみません、つい熱くなりすぎました。

あれ、何なんでしょうね？　才能？　それとも、向き不向きでしょうか？

一度聞けるもんなら聞いてみたいですが、やっぱり馬の気持ちなんかわかりませんよね。ほんまにわかったら、もっと週末のお馬投資は大もうけできるんやろなあ。


それは、それとして。

毎日、何か決まったことを規則正しくやるのって、意外としんどくないですか？

私は、けっこうしんどい。

元気な時ならば習慣として続けられたことも、ジストを患った今となっては、ジワジワ苦痛になってきたりするんです。窮屈やし、新鮮味もないし。

だから、意識的に自分へ刺激を与えることにしました。

もっとも、それで疲れて体に障《さわ》っては元も子もありません。

手軽にできて、かつ、リフレッシュできるような方法はないか。

で、ひらめいたんです。

「そうや！　逆回り作戦でいってみよ」って。

早速、その日から利き手とは逆の左手で歯を磨くことにしました。

歯磨きといっても、歯磨き粉はナシです。抗がん剤の副作用で、舌や口内粘膜がただれてしまい、沁みて沁みてたまらないので……ってそんな話ではありませんでしたね。失礼しました。

わたくし、自慢じゃないけれど手先は不器用なんです。あまりに不器用で、医学生時代、「オレに外科医は無理や。こんなんじゃ手術なんてできへん」と、早々にあきらめたほど。

ですから、左手歯磨きもヒドいものです。右手でやるよりも倍以上、時間がかかる。なかなかうまくいきません。

だけど、とっても新鮮なんです。

手間暇かけて1本1本、歯を磨き上げることが、こんなに面白いなんて。

効率や手軽さばかりが求められる世の流れには反しているかもしれへんけど、あえてその逆をやることで素敵な発見もある。もしかしたら左回りが得意なお馬さんのように、何かの才能に目覚めることだってあるかも……?

告白しますと、この左手歯磨き。発病前に、ちらっと試したことがあったんです。老後、脳出血や脳梗塞《のうこうそく》に倒れて半身マヒになり、右手が不自由になっても大丈夫かも——なんて思って。

でも、その必要は、ほぼなくなりました。

たぶん、オレには老後はない。きっと、そんな長くは生きられんから。

人生、何が起こるかなんて、本当にわからへん。

だから、とっても面白い。


つい先日も、ある女性に逆回り作戦を仕掛けてみました。

いきなり、こう声をかけてみたんです。

「よるとしいあんさかあ」

初めはキョトンとしていた彼女でしたが、しぶとく二度三度繰り返す私に、くすくす笑って言いました。

「何をまどろっこしいこと言《ゆ》うとんの。そんなん違《ちご》て、ちゃんと言ってよぉ」

完全に見破られてました。あかさん恐るべし。

さすが、30年以上連れ添ってるだけあるわ……。

㉕ 人生の寄り道・道草・回り道、最高！

昭和の小学生だったわたくし。

当時は塾や習い事など、令和の今ほど種類はありませんでした。せいぜい、習字かそろばん教室ぐらいだったでしょうか。

その習字は出来が悪く、半ばクビのような形でやめました。余談ですが、初の著書『緩和ケア医が、がんになって』のカバー題字は、わたくしの直筆です。担当編集者に無理無体を強いられ、慌ててペン習字の本を買って必死に練習しました。

そろばんはけっこう得意だったのですが、そちらも引っ越しの関係で小学4年生の8月にやめています。

それからの私は、中高一貫の名古屋の私立学校に進むまで、放課後の道草天国を謳《おう》歌《か》しました。

名産のトマト畑や田んぼを横目に、いつもの通学路とは違う畦道《あぜみち》に足を踏み入れてみる。

木曽川の岸辺で、鉄橋をガタゴト走る赤と白の近鉄電車をボーッと眺める。

50年近くたった今も、同じ木曽岬町に住んでいます。

ただただ空が広い、のんびりしたこの町が大好きです。


子供のころの道草や寄り道は、ひたすら楽しかった。

でも、大人になってからの道草や寄り道は、楽しいことばかりではありません。

むしろ、したくない道草や気の進まない寄り道、ほろ苦い回り道も多いです。

筆頭は、なんといってもジスト発病。

こんな寄り道、できればしたくはなかった。

そして、今年の年明けには、緩和ケア病棟入院を考える患者さんの相談に乗る仕事も、コロナ禍でほぼ失いました。

これも新たな寄り道であり、回り道です。

いったいこの道は、どこへ続くものやら。

どちらへ行っていいものやら。

この寄る辺なさは、寄り道というより、迷い道と呼ぶほうがふさわしいかもしれません。


もちろん非正規とはいえ、病院との雇用関係はまだあります。

しかし、いくら病院側から「今は仕事に来なくてもいいです」と言われても、私には「ああ、オレは行かなくてよくなったんや」とは思えない。

「仕事に行けなくなったんや」。どうしてもそう考えがちでしたね。

できることならもう一度、平日の面談外来で患者の皆さんとお会いしたい。今の私でできることなら、何でもしたい。

だけど、焦ったって何かが変わるわけやない。

むしろ、コストパフォーマンスだのスピードだのとは無縁の、他人《ひと》とは違う生き方ができるチャンスかもしれん。金子《かねこ》みすゞも「みんなちがって、みんないい」って言うとったやないか。違うってことは、居心地の悪いことやない。心地エエことや。

のんびり、ぼちぼちいこか。

ただひたすら楽しかった、あのころの寄り道みたいに。

オレの人生、今が放課後や。

そう思うようにしたんです。

考えてみれば、大人になってからの寄り道も、けっこういいことあったんですよね。ジストにかかる前の私だったら、きっと、今回のような仕事激減の憂き目に我慢がならなかったはず。

「非正規雇用をナメんなよ!!」

と、病院側に一発と言わず二発、三発と怒鳴り込んでいたことでしょう。

なんせわたくし、かつては血の気の多い人間やった。実際に血液検査でも、ヘモグロビンは正常値上限を超えて、いつも「H（正常値よりも高い）」の印がつくほどでしたから。

しかし、発病による消化管大量出血後、ヘモグロビン値はガタ落ち。輸血を受けてようやく正常値下限かその手前まで戻り、どうにか回復してきた私です。

だから、怒鳴り込むなんてとんでもない。ただひたすら感謝あるのみです。こんな私でも、よくぞ雇い続けて下さると。

これも、「血の気」を抜いてくれたジストという道草、寄り道のおかげです。

加えてわたくし、どんなに仕事が好きだったのかも思い知らされました。

コロナ禍で仕事を失った人、失いかけている人が数多《あまた》いる今、自分自身が仕事における存在と意味を失って初めて、働けることのありがたさや喜びを知ることができました。

得がたい経験やったと思います。


先日、ヨメさんと地元を散歩しました。午前6時ごろ、週末のある日です。

予定していたコースを外れて、とある公園に立ち寄り、ボーッと辺りの木々を眺めていました。

その時です。上品な白髪《しらが》のご婦人から声をかけられたのは。

「ああ、会えてよかったぁ。ここで会えるとは思ってなかった！　頑張って下さいね。

○○です、お母さんのこともよく知ってます」
どこかでわたくし大橋洋平のことを見聞きして下さっていたんでしょう。「会えてよかったぁ」なんて言われて、ホントに嬉しかったです。

オレもまだ誰かのお役に立てる！

だったらもっともっと、生きることを頑張ろう。

その後、おふくろに確認すると、妹の同級生のお母さまであることがわかりました。

地元バンザイ。

この出会いも、寄り道のおかげです。
○○さん、素敵な出会い、そして温かい応援をありがとうございます。

人生の寄り道・道草・回り道――最高や‼

第三章

もっとしぶとく

㉖ 揺らぐ決心、まっとうです

選挙に立候補した政治家が街頭演説で、

「皆さまのために、これからもブレずに改革を断行してまいります!!」

なんて叫んでいるのを耳にすると、わたくしいつも、複雑な気持ちになります。

「ブレるって、そんなにアカンもんなんかなぁ?」

って。

むしろ、ブレたり揺れたりするほうが、ヒトとして健全やないかって思っちゃうんですよね。

まだ発病前、緩和ケア医として日夜、病棟に詰めていたころのことです。

終末期を迎えて入院中だった男性患者Aさんが、ある日、私たち医療者に懇願《こんがん》しました。

「どうしても家に帰りたい。一時退院は無理やろか？」

私もスタッフも、Aさんの願いはぜひとも叶えてあげたかった。でも、すでに終末期に入っていることもあり、「はい、明日にでもどうぞ」というわけにはいきません。ご自宅の受け入れ態勢なども整える必要があります。

大至急、スタッフともども準備に奔走し、なんとか退院日も決定。ところがその前日夜9時、Aさんが夜勤のナースに思わぬことを言い出しました。

「もう退院はやめた。このままここにおってええか？」、と。

連絡を受けた私は焦りました。すでにAさんの退院と入れ違いで別の患者さんが入られることになっていたからです。

もっとも、Aさんの元に駆けつけた時には、またお気持ちが変わっていました。

「やっぱり、家に帰るわ」と。

翌日、予定どおり、ご自宅に戻られたのです。

看取りは365日24時間、いつでも起こりえます。

緩和ケアに携わる医療者の激務は、皆さんの想像を超えているかもしれません。

私が常勤から非常勤へと雇用形態を変えてもらったのも、心身ともに少しでも楽になりたかったことが大きいです。その2年後にジストを患い、結果的にはこの決断が様々な意味で吉と出たのですが。

ともあれ、当時のAさんの言動には大いに焦りましたし、正直、「勘弁してくれよ」と思ったことも事実。しかしながら、同じがん患者となった今は、「ブレた」Aさんの気持ちが身にしみて実感できるのです。

緩和ケア病棟は個室でゆっくり過ごしていただけますが、やはり住み慣れた我が家のほうがどれだけ楽しいことか。でも、自宅で過ごすには、家族の手を煩《わずら》わせないといけない。病院にいれば、プロのスタッフにすべてを委ねられる――そんな揺れる想いのなかでせめぎあっていたのでしょう。

一時退院を前にして、精神的に不安定になったわけではないんやと思います。

「自宅で過ごす楽しさ」と「そのために家族に世話をかけてしまう不安」、どちらに目を向けるかで、気持ちはいかようにも変わるものなんです。


医療者の皆さん。

どうぞ、患者やそのご家族の揺れる想いや決断のブレを、厄介なこととしてではなく、よくあることとして受け取ってあげて下さい。緩和ケア医としてではなく、一患者としてのお願いです。

そして、患者の皆さん。

揺れたりブレたりするのは、決してダメなことでも、恥ずかしいことでもありません。遠慮も忖度も、もちろん不要。医療者にありのままの気持ちを打ち明けてみましょう。

だって、1秒前のあなたは、もう今のあなたではありませんよね？

人間は、常に変わる生き物なんです。

「ブレない」の同義語のひとつに、「一本槍《いっぽんやり》」という言葉があります。

語源は、「1本の槍しか武器を持たされなかった下級武士に由来する」との説もあるらしいですね。

もしも戦《いくさ》の最中、1本しかない槍がボキッと折れちゃったら……えらいこっちゃ。

なんだか勇ましくて、ひどく正しいことのような響きを持つ「ブレない」というフレーズですが、時と場合によっては、少々危険な気もするなぁ。

人間、その日、その時の風に吹かれてゆーらゆらと、しなやかに揺れているぐらいで、ちょうどええんやないでしょうか。

㉗「捨てる」のではなく、手放そう

皆さんに質問です。
今日一日、ゴミ箱に捨てたものを思い出せますか？
丸めたティッシュにお菓子の袋に、それからえっと、えーっと……、
何だっけ？　何を捨てたっけ？
——という方がほとんどではないでしょうか。
私もそうです。そんなん覚えてられるか!!

では、なぜ覚えていないのか？

答えは簡単。そこに「想い」がなかったから。

ティッシュで鼻かむたびに、「ああ、ティッシュよ、我が鼻の役に立ってくれて、ありがとう」なんて感謝しませんよね。

だから、捨てたって何の想いもない。

想いもないから、記憶に残らない。覚えていないのです。


一方、今は手元にはないけれど、ずっと心のポケットに残っているものってありませんか？

たとえば、子供のころにお気に入りだった毛布。ボロボロになるまで愛用して、おふくろに呆れられたなあ。

たとえば、初任給で買ったセイコーの腕時計。脈を取る時に重宝しそうな秒針に一目惚れして、思い切って財布を開いたっけ。

こんな素敵な想いとセットになった大事なモノたちにふさわしいのは、「捨てる」

なんて味気ない言葉ではなく、「手放す」。

「楽しい時間をありがとう」と感謝しながら手放すことで、心のポケットにちゃんと収納されます。

しかもこの心のポケット、容量無限大！　安心して、どんどん手放して大丈夫ですよ。

なにせ私の場合は、趣味で集めた大量の日本地図、世界地図からガラケー、大好きだった愛車スバルＷＲＸ　ＳＴＩまで入りました。

まだまだイケそうです。


恋愛でも何でもそうかもしれへんのですけど、やっぱり相手やモノに執着すればするほど、苦しくなるもんやと思います。相手も、自分も縛り付けてしまう。息苦しいばかりです。

だけど、愛着は違う。

近くにあろうが、遠くにあろうが、想い出すと胸がふわーっとあったかくなる。そんな付き合いをしたものが「ゴミ」であるわけがありません。

ヨメさんの運転にブツクサ言いながら、時折、今は私の知らない町を走っているであろう、かつての我が愛車を想います。

いいオーナーさんに巡り会えて、元気でいてくれたらええなぁって。

緩和ケア医としてたくさんの方の終末に関わってきたのに、自分自身の終末に向き合ったのは、がんになってからでした。

人間、何にも持たずに生まれてきて、何にも持たずに逝くんやな。

改めてそう思いました。他人事《ひとごと》ではなく、自分事として。

もともと終活のつもりでモノを手放し始めたのですが、一番手放せたのは己の執着やったかもしれません。

ただいま部屋もわたくしも、自分史上最高のスッキリ！　です。

もちろん、生きることへの執着だけは、最後まで手放しませんよぉ。

地べた這ってでも、しぶとく生きるぞ!!

㉘ 気にしていいのは「己の目」だけ

告白いたします。

自己チューだのわがままだの患者風全開だのと、「我が道」行ってるのを売りにしているわたくしですが、モテたくなくはないです。

異性、同性を問わず、老若男女あらゆる人たちから嫌われるよりは、好かれるほうがやっぱり嬉しい。

講演会終了後に、「サイン下さい」とお願いされたりすると、張り切って書いちゃいます。小学校の時、クビ同然で習字教室をやめたのも忘れて、のたうつサインを、いそいそと。

わたくしのことを好きになってくれたら、それはありがたいし、気持ちも弾《はず》みます。

ただ、誰かに好かれるために何かを変えたり、努力をしたりすることは、ジスト発病以来、一切やめました。

「人の目」って、結局なーんもしてくれへんことに気付いたからです。


そう、目。

あなたが見ている景色は、誰の目で見ているんでしょう？

ほかでもない、あなた自身ですよね。

人目を気にしすぎるのは、言い換えれば、他人に自分自身の「目」を乗っ取られてしまっていることと同じではないでしょうか。

しかも、よく思われたいと願えば願うほど、相手の些細《ささい》な反応に一喜一憂して、かえって足下を見られてしまう。

そんなの悔しくないですか？


オレの人生は、オレ自身の目で見るもんや。

誰かが代わりに見てくれて、ましてやSNSのように「いいね」だの「アカンね」だのとジャッジしてくれるもんやない。

オレが、オレ自身にでっかい「いいね」がつけられれば、それで十分やないか。

そう思ったら、ストーンと肩の力が抜けたんです。

だって、何をやっても、必ずひとつは「いいね」がつくんですから。

それも、特大の「いいね」が。

面白いことに、開き直るとパッと道が開けたりします。

相手が「この人はわがままな人やから、何を言ってもムダムダ」とあきらめてくれるんですね。

その効果は長年、家庭内で実証済みです。

モテようとするよりも、ずっと楽で気分エエですよ。

㉙「○○になったら」で迎え撃つ

「タバコはやめられたほうがエエですよ～」

「毎晩、ビールを大瓶で４本？　アカン、飲みすぎですねぇ」

などと、もっともらしく患者さんに生活習慣の改善を説いていた、駆け出しの内科医時代。

その言葉とは裏腹に、すでにして私自身の生活習慣はメチャクチャでした。

医師、特に私のような勤務医（サラリーマンの医者ってことですね）は、慢性的に時間に追われています。

私たちを頼って病院に来て下さるたくさんの患者さんを、できるだけお待たせしたくない。できるだけ丁寧に診て差し上げたい。その一心で診療時間を過ぎても診察を続け、昼休みが飛ぶことなど日常茶飯事。運よくランチにありつけても、もはや夕方近く。それも、丼《どんぶり》ものを５分で流し込むのもザラでした。

医業は肉体労働やと断言できます。

常勤の緩和ケア医のころは、お看取りで夜間や休日の急な出勤も多く、睡眠、運動、何もかも足りませんでした。

タバコやお酒こそたしなまなかったかわりに、ストレスはまっしぐらに食欲へと向かい、いつしか体重100キロ超に。発病前は家族3人で焼き肉食べ放題のお店に乗り込み、60皿以上平らげてました。好物のタン塩が、オーダーするたびに微妙に薄くなっていったものです。店員さんもウチみたいな大食い家族、イヤやったろうなぁ……。

あの食欲は、ジストの手術で切除した胃袋の大部分と一緒に、どこかへ消えてしまいました。

「〇〇にならないように」という予防医学は、とっても大切です。

病気にならないために食事はバランスよく。お肉も、魚も、お野菜も。

睡眠をたっぷりとって、夜更かしはNG。規則正しい生活を！　朝のウォーキングは理想的です。それから――、がんになったわたくし、見事な反面教師やないですか。

決して間違ったことは言うてへんつもりやけど、あんまり説得力ないですね。ごめんなさい。

だけどやっぱり、どんなに気をつけていても、どんなに熱心に予防していても、がんになることだってあるんです。

自身も周囲も家族も非喫煙者なのに、肺がんになった女性にお会いしたこともあります。

「なんで？　何がいけなかったんでしょうか？」

悔し涙を浮かべるその方に、かける言葉が見つかりませんでした。

がんにならないように努力するのは、言うまでもなく大事なこと。

でも、それと同じくらいに、「がんになったら、こうしよう」という心構えを持つのも大切です。

予防は重要な砦《とりで》ですが、〝敵〟はあっさり突破することだって十分ありえます。あらかじめ砦は破られるものと考えて、二の矢、三の矢をつがえておくのは決して悪いことではありません。

がんになっていないうちに、「もしも発症したら、どの病院にかかればいいのか」「がん保険へそろそろ加入しようか」といった事前準備をしておくほうが、後悔なく闘えます。

どうか「○○にならないように」だけでなく、「○○になったら」も、お忘れなく。

さらに申せば、私のようにすでにがんを発症し、転移も確認され、新たな転移に怯《おび》える患者にも「○○になったら」は有効です。

転移しないように治療に励むのはもちろんのこと、同時に、「転移したら」ということも常に視界に入れておく。転移しなければしないで、「ああ、よかったやん」で終わりますから。

医療者や患者仲間、ありとあらゆるネットワークを駆使して、常に情報を集めてみましょう。私もそうしています。

もしかしたら二の矢、三の矢どころか、五の矢、六の矢だって手に入るかもしれませんよ。

㉚ 立つ鳥、跡を濁《にご》すもの

いつぞやのサッカーW杯。試合後のスタジアムで率先してゴミ拾いをする日本人サポーターの姿が世界に配信され、賞賛されましたよね。

これぞ日本人の美徳！　まさしく、「立つ鳥跡を濁さず」だと。

立つ鳥跡を濁さず。

今さら申すのも気が引けますが、「立ち去っていく者は、あとが見苦しくないようにしましょう。引き際こそ潔《いさぎよ》く、美しく」って意味のことわざですよね。

立派な心がけやなあと思います。


でも、「立つ鳥」って、本当に〝跡を濁さない〟もんなんでしょうか？

たとえば、白鳥。

優雅に湖に浮かんでいるように見えても、水面下では必死で足を動かしている。文字どおり、「足掻《あが》いて」いるんですよね。

まして、羽ばたく瞬間はどうでしょう。

両の翼を激しくバタつかせて派手に水しぶきを飛ばすわ、水中の藻草《もぐさ》やらプランクトンやらを足で引っかき回すわ……実際に近くで見たら、「跡を濁さず」どころか、けっこう濁しまくりやないかと思うんですよね。


誰にも迷惑をかけずにスマートに旅立てたら、それはそれで素晴らしいこと。

でも、現実はこんなに綺麗《きれい》に進んではくれません。

心身ともに弱っている者にとっては、特に。

これまでお見送りしてきた緩和ケア病棟の患者さんから、よくこんなつぶやきを聴いたものです。

「家族に悪いんで、最後は家じゃなくて、病院で……」

生きとし生けるもの、最後は跡を濁して当たり前。

全然、悪くなんてないんです。

周囲のことを気遣いすぎると、自分自身が生きづらくなります。

最も気遣われるべきは患者本人。

そう、あなたなのです。

さらに言うなら、「跡を濁す」とは「爪痕《つめあと》を残す」ことでもあります。

発病後、まさかの3年を生きてこられました。

ただし、転移を抱えている以上、周りよりも先に、この世からおいとまることになるでしょう。

だから、旅立った後もみんなのなかで生き続けられるよう、これまでも、これからも、わたくしは跡を濁しまくります。

己が生きた証《あかし》を、かけがえのない家族や友人たちの心に永遠に刻みつけるために。

弱音全開の情けない姿だって、爪痕が残らないよりは全然エエじゃないですか。

むしろこれまでの人生で記憶に残っている人って、おかしなヤツ、面倒なヤツが意外と多くありませんか？

ひょっとしたら、いい人よりも。

無理せず、そのままでいきましょうよ。

眉間《みけん》に皺《しわ》を寄せた「立派な」あなたより、盛大に泣いたり笑ったり困らせたりする「そのまんま」のあなたのほうが、きっと大切な人たちも嬉しいのではないでしょうか。

㉛ 体も心もセットでアゲる！

体温が1度上がると代謝は○%、免疫力は×%も上がる。

そんな話を耳にされたことはありませんか？

実際、インターネットで「免疫　体温」と検索してみると、このトピックが必ず複数ヒットします。

古来より謳《うた》われているとおり、何と言っても「冷えは万病のもと」。なにやら出てくる数字も細かくて、もっともらしい。へぇ〜そうなん？ なになに、ショウガ紅茶が体温アップにいい？ 今夜から早速試してみよぉかな――そんな気になった方も多いかもしれません。

実はこれ、私たち医師すべての間で共有されている数字ではないんですが……。

ともあれ、体の冷えが免疫に悪影響を及ぼすのは間違いありません。

果敢《かかん》にがんへの攻撃をしかける白血球のＮＫ細胞などは、血流が悪い低体温だとその力が十分に発揮できず、がんの勢いに圧倒されがちです。

実際私も、体が冷えるとだるくて眠くて、何にもやる気が起きません。

一番手っ取り早く体温を上げ、血流をアップさせるのは、外側から全身を適度に温めること。

お手軽なのは入浴です。

でも、その入浴も、今の私にはけっこうパワーがいる。お湯に浸かっているだけでも、疲れちゃうんです。

だから、発病後はシャワーも含めて、お風呂は週2回ほどになりました。代謝も落ちているせいか、汗をほとんどかかないし、においも発していませんから（※個人の感想です）。

じゃあ、どうやって体温を上げているか。

答えは簡単、春夏秋冬の超厚着です。

真夏であってもコットンの半袖Tシャツの上にユニクロの長袖ヒートテックシャツを重ね、さらに厚地のネルシャツを着込み、冬場はセーターもプラス。体重100キロ超時代のキングサイズのシャツやジャケットは、今や重ね着に大活躍です。

また、どこへ行くにもダウンコートを持参。真夏の冷房対策にも必携です。

「寒い」と思ったら、たとえ目の前の女性がノースリーブのワンピースであろうと、一切気にしないでダウンを引っかけます。

さらには講演中であっても、

「あのぉ、冷房、ちょっと緩めてくれませんか」

と、壇上《だんじょう》から主催者の方に遠慮なくリクエストすることもしばしば。

がん患者に冷えは大敵。我慢やストレスは、せっかく超厚着で上げた体温を、みるみるダウンさせてしまいます。それではあまりにもったいない。

体と心はワンセットです。

今の自分に無理のないやり方で体をあたためてみると、一緒に心もポカポカ温まってくるような気がします。

たとえフトコロは寒くとも、明日もどうにか生きられそうや、って。

㉜ 足し算で増える命あり

どん底の底には、さらなる底があった。

それも、とてつもなく深くて暗い底が。

肝臓転移が判明した時に抱いた、率直な思いです。

「ジストと診断された時、あるいは術後に悪性度が高い腫瘍だと告知された時ではなく、なぜ転移がわかったその日を足し算命の1日目としたのですか?」と、よく聞かれます。

その理由は冒頭に掲げたように、どん底の底を見たのが転移判明の日――2019年4月8日、月曜日やったからです。

胃切除の影響で消化液が逆流するため、夜は横になって眠れない。スプーン1杯のごはんも食べられへん。抗がん剤グリベックの副作用で気持ち悪くなる。手術以来、絵に描いたようなどん底生活でした。

それでもしんどい治療に耐えられたのは、転移してほしくない一心やったから。

なのに、術後わずか10か月で肝臓に転移した。

これまでの頑張りは、全然、意味なんかなかったんや。

まさに、どん底の、さらなる底でした。


でも、一方で、こんな思いも湧き上がってきたんです。

もう、底の底や。

これ以上の底は、ないやろ。

きっとこれ以上は、下がらん。上がることも、ないやろうけど。

いや……待てよ。

もしかしたら増えるものはあるかもしれん。

そうや！　転移した今日を1日目として、生きられた日を数えていったら、どんどん増えるんやないか。

よし。これでいこう。

そんなことからスタートした、足し算命やったんです。

今では、講演などをするたびに、

「ええですね、足し算命。私もやってみます」

「足し算命を知って、ちょっと楽になりました」

そんなお声をいただくことも増えて、とっても嬉しいです。

正直なところ、どん底の底からは今も這い上がれていません。

幸い、2代目抗がん剤スーテントのおかげで肝臓転移はどうにか抑えられていると言っていい状況ですが、前述したとおり、副作用により心臓の働きが低下し始めました。骨への転移も厳重警戒です。

だけど、明日を生きられれば、足し算命は増えていく。

私なりに、必死で明日を生きる理由を探して捻《ひね》り出した足し算命の考えで、ちょっとでも楽になる方がいる。

それだけで、どうにか生きていけそうな気がするのです。


さてここで、皆さんにとっておきの「タネ明かし」を。

インタビュー等で、取材者の方に、

「大橋さん、今日で足し算命は何日目になるんですか?」

と、突然尋ねられても、わたくしだいたい数秒でお答えすることができます。

皆さん、ビックリされますよね。

「ええ!? 計算速いですよね〜、まさか、毎日数えてらっしゃるんですか?」って。

もちろん、その答えは「ノー」。

治療以外のしんどいこと、面倒くさいことは一切やらないわたくしです。だって、がん患者なんやもん。

白状すると、あれ、ちょっとした計算のコツがあるんですよ。

たとえば、２０２１年8月現在ならば、前月にあたる7月末日の足し算命だけを覚えておくんです。

ちなみに7月31日だと、私の足し算命は「８４６」。今日がもし8月30日ならば、30を足すところの８７６日と相なります。つまり、8月中の足し算命は「８４６」なる数だけを覚えておけば、すぐに計算可能というわけ。

あぁ、とうとう打ち明けてしまった。大橋洋平のトップシークレットやったのに……。


わたくしから読者の皆さんへの、特別大サービスですよ！

それはともかく、弱みや苦しみは秘密にしないほうが、圧倒的に楽に生きられます。カッコ悪くてあんまり人には見せたくないもんやけど、胸に秘めておくのがいよいよ苦しくなったら――できればそうなる前に、堂々と公表しちゃいましょう。

きっと、気ぃ楽になれますから。

皆さんの苦痛を取り除くことに身を捧げてきた一緩和ケア医としても、満天下に己の弱さ、カッコ悪さをさらけ出している一がん患者としても、全力でお勧めします。

㉝ リラックスして「一期《いちご》二会《ふたえ》」

初の著書の出版話が版元の双葉社から舞い込んだのは、肝臓転移が判明するちょっと前の２０１９年3月中旬でした。

「お体にご負担をかけてはいけませんので、よろしければ、ライターさんによるインタビューをまとめる形式ではいかがでしょうか？」

東京から木曽岬の我が家まではるばる訪ねてきた編集者に、わたくしはきっぱり申し上げました。

「もしもお許しいただけるんならば、すべて自分の手で書きたいです。書かせて下さい」と。

もともと本を読んだり文章を書いたりするのは好きやったけど、自信なんか全然なかった。体だって、もつかどうかわからへん。

だけど、どうしても自分で書き上げたかったんです。

これは、一期一会《いちえ》や。

自分の本を出すなんて、最初で最後、生涯一度っきりのチャンスや。

そう思ったからです。

それからほどなく、肝臓転移が発覚。

「最初で最後」はさらなる現実味を帯びたものとして目前に迫ってきました。
⑰で触れたように、刊行を大幅に繰り上げることを自ら願い出た私は、とにかく毎日書きました。書いて書いて、書きまくりました。
そうして世に送り出せた、初の著書『緩和ケア医が、がんになって』。

今でも時折読み返しますが、我ながら鬼気迫るものがあります。闘病手記、しかも現在進行形ですから。「これが、きっと最後や」という必死な想いが全編に滲《にじ》み、異様な迫力に満ちているというか……。

いい、悪いではなく、たぶんあの時しか書けない文章やったと思うんです。

ところが、幸運なことに、出版は「一期一会」ではありませんでした。

昨年に続いて、今年も著書を刊行することが叶ったのです。

まさしく「一期二会」、いや「一期三会《みえ》」です。

これも、応援して下さる皆さん、支えてくれる友人や家族のおかげです。

嬉しくてありがたくて、もっともっと生きていたくなります。


思うに、「一期一会」って、なんだか思いつめた響きがありませんか？

「人生一度きりのことと考えて、何事も精いっぱい打ち込む」、その心意気やよし。

でも、「たった一度だけのチャンスや」と思うと、なんだか寂しい。

そんな貴重な機会は1分1秒も無駄にできないとばかりに、力んで疲れちゃいませんか？

ほら、肩に力が入っていると、どんな名打者だってヒットやホームランは打てないでしょう？

だいたい、これが一期一会になるかどうかなんて、誰にもわからんことです。

私の著書出版が、恐れ多くも、二会や三会となったように。

まずは気ぃを楽にして、今、この瞬間のかけがえのない出会いを楽しむ。

そして、「あなたと、また会いたい」と願う気持ちが、素敵な再会や再々会を呼ぶことだってあると思います。

私もあなたと、またお会いしたい。

あなたにも、「大橋さんのお話が聞きたい」「書くものが読んでみたい」と思ってもらいたいです。

一期四会《よんえ》が、ありますように。

㉞「いつか」よりも「今」やる

専属看護師兼秘書であるヨメさんと所帯を持って、早30年。

なんでも、世間では「真珠婚式《しんじゅこんしき》」なんて呼ばれてるそうですね。知らんかった。

真珠といえば、地元三重・鳥羽《とば》の特産品。

日ごろの感謝と罪滅ぼしも兼ねて、綺麗な指輪でも奮発《ふんぱつ》して……と思わんでもないけれど、ヨメさんはアクセサリーのたぐいにはほぼ興味ナシ。そもそも、非正規の医業が激減している我がフトコロ具合ではとても無理です。

それにウチは、誕生日や記念日だからといって特別なお祝いごとはしないほう。むしろ、ふだんの暮らしのなかで楽しめることを見つけていくのが好きな家族なんです。

私がジストになってからは、特にその傾向が強くなりました。

「あ、それエエなぁ。いつか、そこ行こっか」

ではなく、

「今、何時？　それやったらまだ間に合うわ。行こ行こ」

というふうに。

もしかしたら、「いつか」は来ないかもしれない。

やりたいことは、「今」やらなければ。

家族３人が、わたくしの病で思い知らされたことです。

ある初夏の日、夕方6時を回ったころ。

ほんの数口ばかりのささやかな夕食もそこそこに、私はいきなりヨメさんに宣言しました。

「あかさん、今からホタル見に行くぞ」

私の急な思いつきなど、ヨメさんは慣れっこです。

あうんの呼吸で、15分もたたないうちに、ふたりは車に乗り込んでおりました。運転はもちろんヨメさんです。

行き先は、鈴鹿《すずか》市内にある野生のホタルの生息地。去年も同じ場所を訪れたというのに、鈴鹿インターを降りてからグルグル迷ってしまう彼女……仕方ありません。あかさんカーにはカーナビがないんです。私だって、去年の道などすっかり忘却の彼方。いいんです。こんな時の迷い道も、また面白い。

それでも、日の名残《なごり》のある黄昏《たそがれ》時には現地に到着。車を停めて川沿いにある田畑に向かううちに、あたりはすっかり夜の帳《とばり》に包まれておりました。

まだ青い稲が夜風に優しくなびく、密《ひそ》やかなＢＧＭ。

やがて漆黒《しっこく》の闇に目が慣れるころ、ひとつ、またひとつとかすかな光が、長い尾を引いてスーッと流れ出します。

さらに歩みを進めた私たちは、次の瞬間、息を呑みました。

なんと、数十匹ものホタルの群れが星のまたたきにも似た光を放ち、圧巻の乱れ舞いを繰り広げているではありませんか！

黄緑、オレンジ、黄金色……この世のものとは思えぬほど美しい光の筋が私たちに降り注ぎ、異次元の世界へとさらっていきます。

「あ！　見て」

ささやいたヨメさんの手のひらには、１匹のホタルが羽を休めていました。高価な真珠よりも、ずっとずっと深くて麗《うるわ》しい光を放ちながら。

この場所には、去年も、おととしもふたりで訪ねたはずです。

なのに、今年の光景は、これまでと全然違う。最高です。

きっと、今日でなければ見ることは叶わなかったのです。

思い切って、来てよかった。

私は大満足にひたっておりました。


だけど、「来年も、ここへ来るぞ」とは、言えんかった。

生きているかどうか、わかりませんから。鬼だけじゃなく、オレも笑っちゃいます。

代わりに、「おかげさまで、今日まで生きてこられました。本当にありがとう」と、そっと両手を合わせました。

そして、少女のように無邪気に喜ぶヨメさんの笑顔を眺めながら、改めて誓ったのです。

これからも「いつか」より「今」、やりたいことをやろう、と。

限りある人生だからこそ。

㉟ あの人も自分も、みんないい

先日の夕方、スーパーに買い物に行くヨメさんに付き合い、彼女の運転する車で外出しました。

終活で愛車を手放し、運転をやめたわたくしです。

ただ、白状すると、たまーに、ヨメさんからハンドルを奪うこともあります。見るに見かねて。

ジストにかからなかったら、定年後は国産でもエエから小粋なスポーツカーなど買って、ヨメさんと気ままなふたり旅を楽しむつもりでした。

こう見えて、ドライビングテクニックは、なかなかのもんやったんですよ。

本気を出せば、Ｆ１とは言わずとも、モータースポーツで身を立てるぐらいは可能やったかもしれません。近くには鈴鹿サーキットもあることですし。人気レース漫画の向こうを張って、「木曽岬の狼《おおかみ》」の名をほしいままにしたかも。

自然と、慎重に運転するヨメさんへの文句も増えます。

「なんやトロトロ走って。後ろの車が迷惑しとるやないか」

迷惑なんはアンタのほうや、と叫びたいのをグッと堪《こら》え、ヨメさんがハンドルを握り締めるいつもの光景――その時、前方の交差点を、深紅のスポーツカー、それもアルファロメオが横切りました。

か、かっこええ……!!

憧れのアルファは、これ見よがしにご機嫌なエンジン音を轟《とどろ》かせながら走り去っていくではないですか。

素早く運転席を確認したところ、ドライバーは男性。それも、私と同じぐらいの年齢に見えました。

このオレの目の前でアルファロメオを運転するとは、どこの誰や？

許さへんぞ!!

もちろん、「許さへん」理由なんかひとつもないんですが。

こういうのを、醜《みにく》い嫉妬《しっと》って呼ぶんでしょうね。

醜い嫉妬は、恥ずかしながら、今、がんが消滅していて、治療もしていないがんサバイバーの方々にも感じてしまいます。

その貴重な体験を、私たち現役がん患者や、これからがんにかかるかもしれない予備軍に真摯《しんし》に発信しておられたとしても、

「いいよなぁ。だって、何だかんだ言うたって、治ったんやろ？　こっちは10万人に1人のジストに大当たりや。オレにはこんなふうにがん克服体験を話せる日は、きっと来ないんやろなぁ」

面と向かっては絶対言えませんから、心中密かにひがんでみたり。うらやましくて、妬《ねた》ましくて、どうしようもありません。

本来ならば尊敬に値《あたい》する人たちのはずなのに。

アルファロメオの持ち主に感じる嫉妬よりも、こちらのほうがよっぽどタチが悪いでしょう。

他人の幸せが嬉しくない自分が、ほとほとイヤでした。

しかし最近、ふと思ったんです。

がんを克服したサバイバーの皆さんは、本当にオレが妬むほど幸せなのか。

もはや何の心配もなく、陽気に人生を謳歌《おうか》しているのか、と。

そんなはずは、ないんです。

今は治ったサバイバーであっても、再発や別のがんにかかることとは無縁ではいられません。

肝臓転移の次は、骨転移か。

この咳《せき》は、肺転移か。

こんな不安に支配され続けている私と、治ったサバイバーの抱える様々な気がかりに差はないんです。

あの人たちとオレは、根っこの部分はまったく同じ。

自分ではどうにもできない恐れを胸に秘めながら、それでも生き続けている。

みんな、一緒なのです。

先ほどのアルファロメオの運転手も、きっと私と同じようにスポーツカーが好きなんでしょう。

もう滅多にハンドルは握らないけれど、「好き」の気持ちだけは彼と一緒です。
まあ、正直なところ、やっぱりちょっぴり癪《しゃく》に障りますけどね（笑）。

㊱ 小さな目標、大きな満足

強情である。
かたいじである。
困難に負けず強い。
ねばりづよい。
広辞苑では、「しぶとい」という言葉の意味を、こんなふうに解説しています。
「困難に負けず強い」「ねばりづよい」はともかく、「強情」かぁ……。

なんだか困ったヤツってイメージもありますね。わがまま放題、患者風を吹かせまくってるわたくしには、ますますピッタリな言葉かもしれません。

よく講演などで、「どうやったら大橋先生みたいに、しぶとく生きられるんでしょうか？」というご質問をいただきます。

なぁに、ごくごくシンプルなことです。

大きな夢ではなく、ちっぽけな目標を定める。これで十分。

しぶとく生きるための一番の近道です。


しんどいがん治療を続けるうちに心身ともに弱ってくると、なかなか以前のような目標を持てなくなります。

私もジストの手術後、退院したばかりのころは、早く元の体に戻りたい一心で、「1日1回、部屋のどこかを掃除するぞ！」とか、「毎日30分散歩するぞ！」などと意気込んだものです。

だけど、気力・体力ともにどんどん萎《な》えてしまい、まったく続きませんでした。

考えてみればこのふたつ、元気な時でもなかなかハードルが高い。自分に甘すぎ、いや優しい私には、特に。

でも、生きていくためには、絶対に目標が必要です。

目標に向かって歩いていくことは、生きる希望をつなぐことやからです。


それからの私は、目標を、できるだけ達成可能なものに定めました。

到達期限は、どんなに先でも3か月。できれば1か月以内。

なるべく実現できそうな、ハードルがうんと低いもの。

マラソンにたとえるならば、ゴールテープを切ることを思い描いて一心不乱に走るのではなく、最も近くの電柱からその先の電柱、あるいは視界の端に捉えている給水所まで辿り着くのを目標に、ひとつひとつを叶えていく。

人生のマラソンは、途中で歩いたって、休んだっていい。それぞれのゴールを、それぞれのペースで目指せば、それでエエんです。

そうやって、ちっぽけな目標をひとつ、またひとつとクリアするうちに、うまいことゴールできたらラッキー！　ぐらいの気持ちで。周回遅れだって全然構いません。

「なんや、まだ走っとったんか。しぶといな〜」

そんな言葉を頂戴できたら、わたくし本望です。

ここで、目下のちっぽけな目標を披露いたします。

前述のとおり、胃切除でエゾリスとなった今の私は、2〜3時間ごとにちょこっと何かをつまむ程度でこと足ります。食べたくなったら、菓子でも何でもとにかく口に放り込むのですが、残念ながら栄養が足りるわけもありません。血液検査は毎回、ガックリするためにあるようなものです。

そこで、私は考えました。もっと栄養があるものを、効率よく体に取り込めないかと。

目を付けたのが、ゆで玉子です。

栄養価は文句なし。大きさも手頃です。

しかも最近は、わずかながらも食欲が戻ってきている気がする。

これなら、いけるんちゃうか。

早速、私は「1回の食事で、ゆで玉子1個完食」を目標に掲げ、挑戦を開始したんです。

やってみたらこれがどうして、案外手強かった。

たかがゆで玉子と侮《あなど》るなかれ。体のほうから、「それ、もうあきまへんなぁ」とソッポを向かれて、なかなか食べ切れない。

でも、あきらめずにチャレンジしていたら、10回のうち数回は見事成功できるようになったんです。

がぜん、やる気が湧いてきました。

目指せ、勝率7割5分!!

わたくし、今日もゆで玉子の殻《から》を剝《む》き続けます。いや、ヨメさんにやらせてます。

三重のエゾリスは、しぶといんです。

㊲ 報《むく》われない努力にも意味がある

「自分がすごくつらくてしんどくても、努力は必ず報われるんだなっていうふうに思いました」

白血病から奇跡の復活を遂げ、今夏の東京五輪にも見事出場を果たした、競泳の池《いけ》江璃花子《えりかこ》選手の言葉です。

400メートルメドレーリレーなど3種目に出場した池江選手は、メダルにこそ届かなかったけれど、胸が熱くなるような力泳を見せてくれましたね。

超一流のアスリートとしてさらなる飛躍が期待されていた彼女は、発病当時、まだ10代。治療の壮絶な痛みや吐き気、抗がん剤による脱毛だけでも大ダメージなのに、東京五輪は目前という状況でした。

復活の陰に、どれほど壮絶な苦闘があったのか。

どれほど不屈の精神があったのか。

同じくがんを患う身として、また医師として、この過酷な試練を力に変えた池江選手には、脱帽するしかありません。

努力が報われて、本当によかった。

願わくば、次の2024年パリ五輪にも、ぜひ出てほしい。

もしかしたら、私は天国から応援するかもしれへんけれど。


そんなことを考えてしまうのは、ジストを発病して3年、何人もの〝戦友〟を見送ってきたからです。

著書出版を機につながった仲間。

患者会で知り合った、気の置けない友人。

講演会でご縁を頂戴した素敵な人々。

がんを生きた戦友たちは、どんな境遇に見舞われても、生きるための努力を決してやめませんでした。

つらくてしんどい治療に耐え、残念ながら治療の手立てがなくなっても、最後の最後まで生きることをあきらめませんでした。

緩和ケア病棟で苦痛をとってもらい、安らかに眠った友。

コロナ禍の面会謝絶を拒《こば》み、退院して在宅療養に切り替え、家族に看取られた友。

まだ楽しくお会いできていたころのひとりひとりの笑顔は、すべてわたくしの胸に深く刻み込まれています。

みんな、すごくつらくてしんどい治療を頑張って、精いっぱい努力したけれど、残念ながら旅立ってしまった。

でも、私は、報われない努力にだって、意味はある。必ずある。そう信じてるんです。

なぜならば、最後まで生きることをあきらめなかった戦友たちの姿を胸に刻むことで、私自身が、すごくつらくてしんどい治療にしぶとく耐えていけるから。

オレも、負けへんで。見とってやぁ。

そうやって、己を奮《ふる》い立たせていけるから。

池江選手のようにがんを克服できたら、素晴らしい。うらやましいです。

だけど、克服できなくても、決して惨《みじ》めではない。

一足早く天国に行った戦友たちから、今も私は生きる力をもらっています。

㊳ 納得の数だけ「正解」あり

緩和ケア病棟では、すべての治療を終えたがん患者さんのために、次なる一手、つまり「痛み・苦しみを和らげる医療」を施します。

よく、「もはや打つ手のない患者が最後に回されるところ」といった誤解をされている方も多いですが、まったく違います。

打つ手がないどころか、治療が終わった後も、楽になるためにやれることはまだまだある。長年、緩和ケア医として、おひとりおひとりのしんどさを鎮《しず》めるお薬を処方し、かつ、心の痛みに向き合ってきました。

なかでも心の痛みを取り除き、患者さんご自身の納得を生み出す威力《いりょく》を発揮したのが「傾聴」のスキルです。


「もう、生きてるのがしんどいんや」

そんな言葉が相手の口から漏れたら、普通は、

「悲観したらアカン！　元気出して」

「大丈夫？　疲れとるんやない？　ちょっと休みぃな」

などと慌てて声をかけたり、励ましたりしがちですよね。

でも、傾聴では、聴き手の個人的な感情や考えを差し挟むことはありません。

「生きているのが、しんどいと思うんですね」

まずはこのように返すのが鉄則。

聴き手の安易な〝正解〟を言ってはダメなのです。

なぜならば、患者さんにとっての正解は、ご本人のなかにしかないから。

どうにもならない状況につかまってしまった時。

もがけばもがくほど、どうしていいのかわからなくなります。

どれも正解のようでいて、どれも不正解のような気がしてくる。

そもそも、正解なんかあるものなのか。

いっそどこかに売っていれば、買いたいぐらいです。


緩和ケア医の私だって、いざ、主治医から治療の終了を告げられたら、

「あぁ、もうアカン。これでオレは終わりや。何もできることのぉなったら、先生もオレのこと見放すんやろ」

身も世もなくうろたえ、取り乱すでしょう。間違いなく。

がんになったことや、激しい副作用に耐えることは己のさだめと受け入れられても、きっと治療そのものが終わることは受け入れがたいはず。

こんな時こそ、同僚の医療者に頼るつもりです。

徹底的に、想いを聴いてもらうために。

「そうですか。大橋先生は、もう終わりやと思ってるんですね」

そう言葉を返されたら、わたくし、猛然としゃべり続けるでしょう。

「もう、標準治療でやれることがない。ってことは、終わりってことや。転移もどんどん広がるやろ。痛いのはイヤや……」

「痛いのは、イヤやと思ってるんですね」

「そりゃ、イヤや。でも、……」

医療者の的確な傾聴を得て、しゃべりながら考え、考えながらしゃべるうちに、ちょっとずつ見えてくるものがあります。

もう、これ以上の治療は望めないという「変えられない」状況と、「痛い、苦しいのは絶対イヤや」という自分の願い。でも、両者のズレを少しでも縮める手立ては、ないわけではない――。

そうか。

オレはまだ生きとるし、いつまでかはわからんけど、これからも生きていく。そのためには、痛い、苦しいんはカンベンや。治療はあきらめるけど、楽に生きるのは、あきらめへん。頼む。痛い、苦しいんは全部取ってくれ――。

そんなふうに価値観が転換できたら、とっても楽になるでしょう。

自分なりの正解を発見して、納得まで持っていけたからです。

医療者の傾聴は、患者の納得を生み出す最強スキル。これはもう、頼らにゃソンソン！　ですよ。


納得することを、「腹に落ちる」とも言います。

実際、自分自身と折り合いがつき、心から納得できると、何かがストンと腹に落ちる感覚がありませんか？

同時に、自然と肩の力も抜けるのではないでしょうか。

力みが取れると、気負いもなくなる。

気負いがなくなると、不思議とやる気が戻ってきます。

やる気は、生きる力と同義です。


前を見るのがつらければ、無理に見なくたってかまへんと思います。

みんながみんな前を向くのも、かえって気持ち悪い。

後ろ向きだって、エエやないですか。

あなた自身が腹に落ちたことだけが、本当の答え。

正解は、納得の数だけあるんです。

㊴ 私はいま、これでいい

そのひとは、月を眺めるのが大好きでした。

暮れなずむ空にポンッと弾けるように浮かんだ、赤い半月。

竹林《ちくりん》の後ろで金色に輝く、大きな満月。

夜明けの薄紫《うすむらさき》に、はかなげな白い弧を描く三日月。

心の赴《おもむ》くままにシャッターを切ってはＳＮＳに投稿したり、友人にメールで送るのを楽しんでおりました。

三日月のなかでも、盃《さかずき》のような形をしたものを「受け月」と呼ぶそうですね。

この月を見たら、手を合わせて祈ると、願いごとがこぼれずに叶うんだとか。作家・伊《い》集院《じゅういん》静《しずか》さんの同名の直木賞受賞作で知りました。

願いごとが、こぼれずに叶う月。

そのひとも、受け月に祈ったのでしょうか。

最後はどうか、痛くも苦しくもありませんように。

１分１秒でも長く、愛する家族や仲間とともにありますように、と。


彼女が空に上ってから、まもなく８か月。

手元には、１枚のポストカードが残されています。

私は
いま
これでいい

満面の笑みを浮かべた、まんまるの満月のイラストに、彼女が書き添えた言葉です。

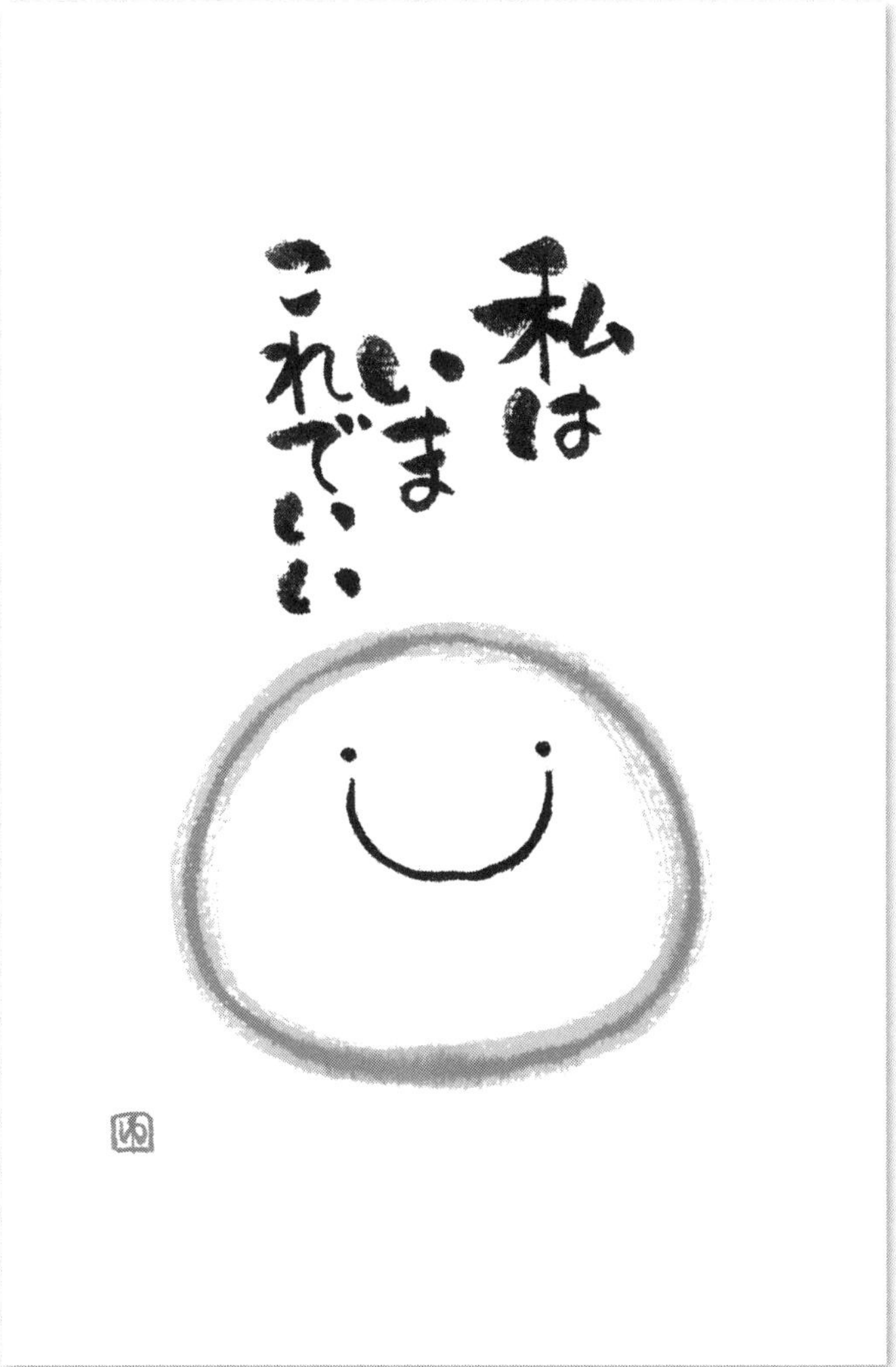

ご家族のお許しを得て掲載させていただきました。素敵なメッセージ、ありがとうございます!

最後となった入院の直前、

「本当は直接お渡ししたかったけれど、間に合わないとイヤだから。よかったら、もらって下さい」

そんなお手紙とともに送られてきた1枚です。

彼女は私と同様、大変症例の少ない難治がんでした。

お子さんも小さく、まだこれからという年齢での発病。

心残りなどという生やさしい表現では足りないぐらい、無念だったに違いありません。

淡々と走らせたポストカードの墨文字《すみ》の裏には、凄《すさ》まじい葛藤《かっとう》もあったはずです。

それでも、最後に辿り着いた境地は、「いま、これでいい」だった。

きっと、本当に「いま、これでいい」と思う生き方をしたのだ。

私は、そう信じたい。

いや、そう心から感じられてならないのです。

世の中には、幸せになるための情報が溢《あふ》れています。きっと、今が幸せでない人が多いんでしょうね。

今が幸せじゃないのは、お金がないから。人気がないから。不健康だから。じゃあ、これをやりませんか。これはしちゃダメです——などなど。

そのどれもが正しいようで、どうもしっくりこない。しかも、切りがありません。

わたくし、思うんです。

もしかしたらみんな、元気なうちは、幸せに「なる」ことばかりに目が行きすぎて、今、幸せで「在《あ》る」ことをおろそかにしてるんとちがうんかな……って。

自分自身がこの世にどう存在したら、真に幸せなのか。

時に病は、意外と見落としがちな大事なことに気付かせてくれるものなのかもしれません。

新しい治療にも勇気を持って挑んだ彼女でしたが、やがてそれにも区切りがつきます。

すべての治療が終わった後も、人生のラストをきっちりデザインし、そのとおりに手筈《てはず》を整え、最後まで「幸せで在る」ことをあきらめませんでした。

動けるかぎり、病室の窓から月の写真を撮り続けました。

好物のうなぎやシュークリームも、ほんの少しですが、堪能《たんのう》しました。

そして彼女が願ったように、最愛のご主人と娘さんに命の火が消えるまで見届けられて、旅立っていったのです。


いつかあちらの世界でまた会えたら、〝私も「いま、これでいい」って納得して、みんなとお別れできたよ〟って言いたいです。

彼女がいる空から、お月さまはどんなふうに見えているんでしょうね。

㊵ 自由にしぶとく、我は生く

３冊目の著書となるこの本を書き始めたのは、今年5月に入ってからです。

「はじめに」でも触れたとおり、そのころわたくしは、コロナのワクチン接種を受ける機会を得ました。

しかし、注射を打たれた左腕が上がらないほど痛くなっただけで、発熱などの副反応は一切なし。

抗がん剤の副作用で、白血球がガタ減りしている身です。

もしかしたらオレには、抗体なんて、もはやできへんのとちゃうかな――。

感染のリスクを下げて安心を得るためにワクチンを打ったのに、かえって不安と焦燥《しょうそう》がこみ上げてきました。

こんな時、どうしても健康人への嫉妬が沸き起こります。

「2回目の接種がきつくて、熱がなかなか下がらんくて」

なんて話を聞こうもんなら、

「そんなん、抗体ができとる証拠かもしれんやないか。我慢しとったら、そのうち戻る。でも、オレたちがん患者は、どんなに我慢しても、完全に発病前と同じ体には戻らへんのやぞ」

そんなふうにまくし立てたい衝動に駆られたものです。

私は、器の小さい人間です。

ひがんでたんやと思います。

でも、たとえひがみであっても、心が動かんよりはマシ。厳しいがんを生きる私にとっては、ひとつの原動力になります。

よぉし、ワクチンが頼りにならないなら、せめて考え方ひとつで免疫力がアップするような言葉を探して、同じくがんに苦しむ皆さんにお示ししよう。

そう心に決めて、この本を書き始めました。


あれから3か月半余りたち、初秋の気配が忍び寄ってきた、今。

酷暑、そして残暑と言うより惨暑の日々をなんとか乗り越え、この本の締めである本稿に取りかかっている最中、アッと気が付きました。

そういえば、オレ、コロナにかかってへん!!

今夏、一時は列島感染爆発とまで言われたのに、オレはまだコロナにつかまってないやんか!!　って。

がん患者のオレにも、ちゃんと抗体はできてたんや。

抗がん剤の副作用でずいぶん頭数が減って、しかも3年にわたるがんとの闘いで疲れ切っているであろう我が白血球軍団が、見事、意地を見せてくれたんや。

ありがとう、白血球軍団！

がん患者だって、やられたらやり返す。がんに倍返しするんは無理でも、むざむざやられっぱなしやないんやぞ!!

嬉しくて、誇らしくて、天に向かって快哉《かいさい》を叫びたい気分でした。

もちろん、幸運にも「たまたま」感染しなかっただけかもしれません。

がん患者は、コロナもハイリスクを抱えます。

なかには、抗がん剤との兼ね合いで、ワクチン接種そのものを控えている方もおられることでしょう。接種してもしなくても、手洗い・消毒・密を避けることなど万全の感染対策が必要不可欠です。

私自身、これから先にも感染しない保証は、どこにもありません。

だけど、あえてこう考えることにしたんです。

病んだ体であっても、細胞のひとつひとつが生きようとする力は、誰にも奪えへん。

奪われてたまるもんか。

こんな強い想いこそが、免疫力をグーンと上げてくれるんやないか、と。


さだめを受け入れ、さりとて恐れず。

弱音吐いても、自由にしぶとく。

生あるかぎり、我は生く。


皆さん。

たった一回きりの、「わたくしの」人生です。

これからも気ぃ楽に、ぼちぼち歩いていこうやないですか！

おわりに

58回目の誕生日を目前にした9月某日。

早めのバースデープレゼントとばかりに届いた校正ゲラのチェックに精を出す私に、担当編集者がふと口を開きました。

「大橋さんの原稿って、『信用』という言葉はあまり出てこないけれど、『信頼』はよく登場しますよね。何か違いというか、意味はあるんですか？」

言われて初めて思い至りました。

確かに……。

原稿を読み返してみても、「信頼」は多く出てきています。

それも、圧倒的に、患者さんから医者への「信頼」という形で。

信用と、信頼。

わたくしのなかでは、このふたつは微妙に意味合いが違っています。

信用は、「信じて」「用いる」こと。用いる、すなわち利用するというのは、なにも悪いニュアンスばかりではありません。銀行や企業間のやりとりなど、利害の絡むものは、「信じて」「用いられ」なくては話が進みませんよね。

裏切ったら、お互いに大ダメージ。契約不履行などしようもんなら、それこそ信用問題です。

「訴えてやる!!」となっても不思議ではありません。えらいこっちゃ。

一方の「信頼」。

個人的には「信じて」「頼る」こと、その先のある言葉やと思っています。

信じて頼った相手が、万が一誤ったり、倒れたりしても、すべて許せる。それほどに信じられる。

「信頼」って、そのぐらい重い言葉やないでしょうか。

私が緩和ケア医として信頼される医者かどうか、自分ではわかりません。それは、患者さんが判断されることやと思いますから。

もちろん、結果として信頼される医者やったら喜ばしいですが、信頼されること、それ自体が目的ではありません。

一番の目的は、患者さんの苦しみが和らいで、少しでも楽になってもらうこと。結果的にその目的が達成されれば、私自身はどう思われてもまったく問題ないんです。

私は今、主治医を心から信頼しています。

大変失礼な申し上げようを許していただければ、仮にもしも彼の判断が、私の望まぬ結果を招いたとしても、許せる。そう言い切れます。

これほど信頼できる医者に巡り会えた私は、幸せモンです。


信じるのは、簡単なようで難しい。

信じてもらうのは、もっと難しい。

まして、信頼されるのは……。

自分こそどうなんやと問われたら、正直自信がありません。


でもわたくし、がんになって以来、世の中の人をみんな「友」やと思えるようになりました。

結果はどうあれ、まずは信じてみよう、と。

いろんなことがあります。

いろんな人もいます。

自分でどうにかできるもんやない。がんと一緒です。

だけど、そのたびに思うんです。

生きてるって、面白いやんって。


コロナ禍による医業激減という、まさかの試練に見舞われたわたくしが、気持ちを立て直してもう一度、執筆に向かい合えたのも、すべては、応援して下さる読者の皆さん――友のおかげです。

「まさかの時の友こそ、真の友」でした。

本当に、本当に、ありがとうございます。

執筆にあたっては、NPO法人「対人援助・スピリチュアルケア研究会」の村田久《むらたひさ》行《ゆき》先生の教えが大きな支えになりました。心が折れそうな時、何度も先生の言葉を思い出し、そのたびに奮《ふる》い立ちました。

また、落ち込んで患者風も吹かせられないほどつらい時も、ユーモアたっぷりに励まして下さる朝日新聞記者・高橋美佐子さん。SNSの指南役からカバー撮影の盛り上げ役まで、仕事を超えたお付き合いをしてくれる中日新聞の編集委員・安藤明夫《あんどうあきお》さん。ふたりの友に出会えなかったら、今のわたくしはないと断言できます。

このコロナ禍、厳しい状況のなかでも笑顔を忘れず、常に気遣ってくれる海南病院の医療スタッフの皆さん。患者として、同僚として、皆さんを全面的に信頼しております。本当に、感謝しかありません。

そして、大感激の推薦文を寄せて下さった、フリーアナウンサーの笠井信輔《かさいしんすけ》さん。今年8月のがん啓発イベント「ラベンダーリング」で対談させていただいた折、緊張でコチコチになっている私を優しい笑顔でリラックスさせながら、

「僕、『頑張って』って言われると嬉しいんですよ。頑張りたいんで」

そうおっしゃったのが強く印象に残っています。

幸い、笠井さんのがんは完全寛解されておられますが、同じ1963年生まれのがん経験者同士、あえて言わせて下さい。

笠井さん、頑張って!!

私も、生きることを頑張るから。


最愛の妻・あかねと、まもなく社会へと巣立つ、息子の広将。

今日で足し算命は906日や。

お前たちがいてくれたから、オレはここまで生きてこられた。

特別なこと、贅沢《ぜいたく》なことは何もしてやれん。

苦労しか、かけてへん。

だけど、こんなわがままなオレを、そのまんまのオレでいさせてくれて、ありがとう。

これからも、ずっと一緒や。


がんと生きる、緩和ケア医。

わたくしに与えられた、さだめです。

よろけながら、弱いところさらけ出して、それでもしぶとく生きてまいります。

皆さん。

「もう、やってられへん！」と思った時には、ぜひ、本書で性懲《しょうこ》りもなく繰り出した、わたくしの放言を唱えてみて下さい。

ああ、こんなんでも、生きていけるわ。

そう笑っていただければ、とっても嬉しいです。


また、必ずお会いしましょう！

2021年9月
大橋洋平

大橋洋平

（おおはし・ようへい）

1963年、三重県生まれ。三重大学医学部卒業後、総合病院の内科医を経て、2003年、大阪市の淀川キリスト教病院で1年間、ホスピス研修。翌04年より愛知県のJA厚生連海南病院・緩和ケア病棟に勤務。08年よりNPO法人「対人援助・スピリチュアルケア研究会」の村田久行先生に師事し、13年度から18年度まで同会・講師。医師生活30周年の18年6月、稀少がん「消化管間質腫瘍」（ジスト）が発見されて手術。抗がん剤治療を続けながら仕事復帰し、同年12月、朝日新聞「声」欄に過酷な闘病生活を綴った投稿が掲載されて大反響を呼ぶ。19年8月、初の著書『緩和ケア医が、がんになって』（双葉社）を出版。現在も講演や執筆活動で自身の経験や想いを発信している。近著に『がんを生きる緩和ケア医が答える 命の質問58』（同）。

Facebook

https://www.facebook.com/profile.php?id=100053407024085

ブックデザイン　泉沢光雄
カバー写真　花井知之
撮影協力　武田眞和（Studio take）
構成・編集　湯口真希（双葉社）

本書は書き下ろしです。

緩和《かんわ》ケア医《い》 がんと生《い》きる40の言葉《ことば》

2021年10月24日　第一刷発行
2021年12月1日　第三刷発行

著　者 大橋洋平《おおはしようへい》

発行者 島野浩二

発行所 株式会社　双葉社
〒162-8540 東京都新宿区東五軒町3-28
電話　03-5261-4818(営業)
03-6388-9819(編集)
http://www.futabasha.co.jp/
(双葉社の書籍・コミック・ムックが買えます)

印刷所 中央精版印刷株式会社
製本所 中央精版印刷株式会社

ISBN 978-4-575-31660-5　C0095

好評既刊

緩和ケア医が、がんになって

大橋洋平

あきらめる、そして頑張る——。緩和ケア医でありながら、10万人に1人の稀少がん・ジストを患った著者が、過酷な闘病生活で見出した真の希望とは。溢れる本音で綴った渾身の書き下ろし。

定価1300円+税

四六判並製

好評既刊

がんを生きる
緩和ケア医
58の質問に答える

大橋　洋平

［あなたへ伝えたいこと］「余命宣告されて
も、まだまだやることがある」「いのちのことを考える」……、緩和ケアのプロが明かす、あなたの「いのち」の質問への答え。

四六判　並製
定価一八〇〇円＋
税